Integratori: Strategie Vincenti

Scopri come prestazioni, massa, definizione, salute, energia e anti aging si uniscono nella scienza degli integratori. La scienza applicata allo sportivo"

Di Sergio Chisari

1

CAPITOLO 1: INTRODUZIONE AGLI INTEGRATORI SPORTIVI

1.1 Definizione e Ruolo degli Integratori nello Sport

Gli integratori sportivi sono prodotti formulati per supportare le esigenze nutrizionali degli atleti e delle persone attive. Sono progettati per integrare la dieta e ottimizzare le performance fisiche, la salute e il recupero muscolare. Questi prodotti possono variare da semplici vitamine a complessi booster energetici, includendo proteine in polvere, aminoacidi, erbe, minerali e vari composti bioattivi.

Nel mondo dello sport, l'integrazione è diventata una componente essenziale per atleti di tutti i livelli. Questo è dovuto alla maggiore domanda del corpo per nutrienti essenziali durante periodi intensi di allenamento e competizione. Gli integratori sono utilizzati non solo per migliorare le performance atletiche, ma anche per accelerare il recupero, prevenire infortuni e mantenere un generale stato di salute ottimale.

Il ruolo degli integratori nello sport può essere visto sotto varie angolazioni. Innanzitutto, contribuiscono a colmare eventuali carenze nutrizionali che possono sorgere da diete restrittive o da esigenze nutrizionali aumentate. Ad esempio, gli atleti che seguono diete vegetariane o vegane potrebbero aver bisogno di integratori di vitamina B12, ferro o proteine per mantenere i livelli ottimali di questi nutrienti essenziali.

In secondo luogo, gli integratori possono fornire un supporto energetico immediato. Sostanze come la caffeina, la creatina e i carboidrati possono aumentare i livelli di energia e migliorare la resistenza, permettendo agli atleti di allenarsi più duramente e per periodi più lunghi. Questo aspetto è particolarmente rilevante per sport che richiedono un elevato dispendio energetico come il bodybuilding, la corsa e il ciclismo.

Inoltre, alcuni integratori hanno un ruolo chiave nel supporto al recupero muscolare. Dopo un intenso esercizio fisico, i muscoli necessitano di nutrienti per ripararsi e crescere. Integratori come le proteine del siero di latte e gli aminoacidi essenziali (EAA) sono popolari tra gli atleti per la loro efficacia nel promuovere la riparazione muscolare e ridurre il dolore post-allenamento.

Un aspetto fondamentale nella scelta degli integratori è la considerazione delle esigenze specifiche di ogni sport e atleta. Per esempio, gli integratori utilizzati da un bodybuilder per aumentare la massa muscolare potrebbero differire notevolmente da quelli scelti da un maratoneta, il quale potrebbe necessitare di prodotti focalizzati sulla resistenza e il recupero energetico.

Infine, è importante sottolineare che gli integratori non sono una soluzione magica per migliorare le performance. Essi devono essere usati in modo responsabile e come complemento a una dieta bilanciata e a un programma di allenamento adeguato. L'uso eccessivo o improprio di integratori può portare a effetti collaterali e non deve mai sostituire le pratiche di nutrizione e allenamento consolidate.

In conclusione, gli integratori sportivi svolgono un ruolo fondamentale nel mondo dello sport, aiutando gli atleti a massimizzare le loro performance, accelerare il recupero e mantenere una buona salute generale. La comprensione di come e quando utilizzare questi strumenti può fare una grande differenza nel raggiungimento degli obiettivi atletici e nel mantenimento di uno stile di vita attivo e sano. Questo ci conduce al prossimo punto importante, la panoramica storica dell'uso degli integratori nello sport, che esploreremo nel punto 1.2.

1.2 Panoramica storica dell'uso degli integratori negli sport.

L'uso degli integratori nello sport ha una storia ricca e variegata, che rispecchia l'evoluzione della comprensione scientifica della nutrizione e la crescente enfasi sulle performance atletiche. L'impiego di sostanze per migliorare la forza e la resistenza risale a tempi antichi, ma è nel corso del XX secolo che l'integrazione sportiva ha iniziato a prendere la forma che conosciamo oggi.

Negli anni '30 e '40, gli scienziati iniziarono a riconoscere l'importanza delle vitamine e dei minerali per la salute generale, e questo portò a un interesse crescente nell'utilizzo di questi nutrienti per migliorare le performance atletiche. Durante questo periodo, gli atleti iniziavano a sperimentare con supplementi di vitamine e minerali, anche se la comprensione dei loro effetti specifici era ancora rudimentale.

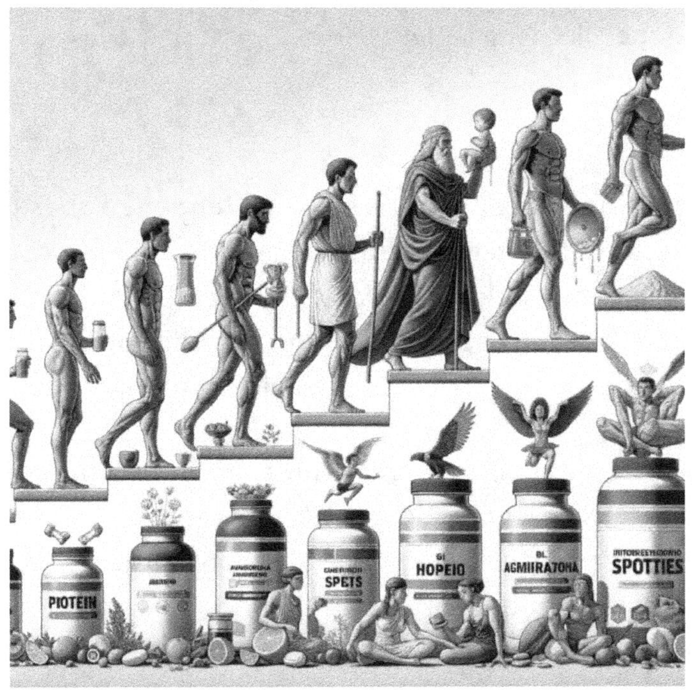

Il periodo degli anni '50 e '60 segnò una svolta significativa, con l'emergere della creatina e delle proteine in polvere. Questi integratori erano visti come una rivoluzione, poiché promettevano un aumento diretto della forza muscolare e della massa. Il bodybuilding, in particolare, vide un rapido aumento nell'uso di questi integratori, con figure iconiche del tempo che promuovevano attivamente il loro uso.

Negli anni '70 e '80, con l'avvento di maggiori ricerche scientifiche, l'uso degli integratori divenne più sofisticato. Gli atleti iniziarono a utilizzare sostanze come gli aminoacidi a catena ramificata (BCAA) e gli elettroliti, che erano pensati per migliorare il recupero muscolare e prevenire la disidratazione durante l'esercizio prolungato. Questo periodo vide anche la nascita dell'industria degli integratori sportivi, con aziende che iniziavano a produrre prodotti specifici per gli atleti.

Negli anni '90 e all'inizio del XXI secolo, l'attenzione si spostò verso integratori più avanzati come i booster di ossido nitrico, i pre-workout e vari tipi di stimolanti energetici. L'industria degli integratori si espanse rapidamente, con un'ampia varietà di prodotti progettati per ogni aspetto della performance atletica.

Nel corso degli anni, l'uso degli integratori è stato oggetto di dibattiti e controversie, soprattutto in relazione a questioni di sicurezza e legalità. La questione del doping, ad esempio, ha portato alla creazione di rigide linee guida e controlli sugli integratori utilizzati negli sport professionistici. Questo ha contribuito a sviluppare un'industria più regolamentata e orientata alla salute.

Oggi, l'uso degli integratori è ampiamente accettato e integrato nelle routine di allenamento di atleti di tutti i livelli, dai dilettanti ai professionisti. La scienza moderna continua a svolgere un ruolo fondamentale nell'evoluzione degli integratori, con ricerche continue che mirano a capire meglio come questi prodotti possono ottimizzare la salute e le prestazioni atletiche.

La panoramica storica dell'uso degli integratori negli sport ci fornisce una comprensione profonda di come si siano evoluti nel tempo, e di come la scienza e la tecnologia abbiano plasmato il loro sviluppo. Questo contesto storico ci conduce naturalmente al prossimo argomento del libro: l'importanza degli integratori per massa, definizione e salute, esaminata nel punto 1.3. Con questa comprensione, possiamo meglio apprezzare il ruolo e il valore degli integratori nella pratica sportiva moderna.

1.3 Importanza degli integratori per massa, definizione e salute

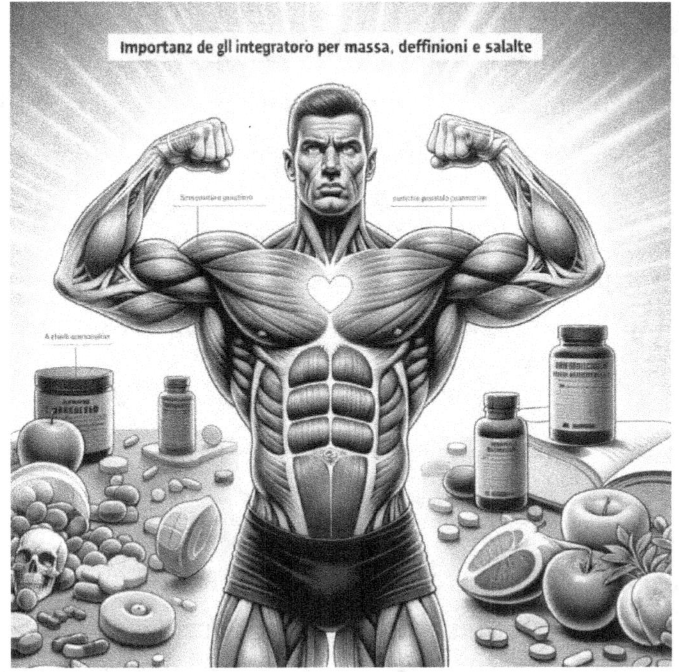

Nel contesto sportivo moderno, gli integratori rivestono un ruolo cruciale nel supportare gli obiettivi di massa muscolare, definizione e mantenimento della salute generale. La loro importanza si manifesta sia nella routine di atleti professionisti sia di appassionati di fitness, dove il bilanciamento tra dieta, esercizio fisico e integrazione è fondamentale.

Massa Muscolare

La costruzione della massa muscolare è un obiettivo comune, specialmente nel bodybuilding e nel sollevamento pesi. Gli integratori ricchi di proteine, come il siero di latte, e quelli che forniscono aminoacidi essenziali, sono particolarmente efficaci nel supportare la sintesi proteica muscolare. La creatina, un altro integratore popolare, è conosciuta per migliorare la forza e la potenza muscolare, facilitando allenamenti più intensi e contribuendo alla crescita muscolare.

L'importanza di questi integratori sta nella loro capacità di fornire nutrienti chiave che possono essere difficili da ottenere in quantità sufficienti solo attraverso la dieta, soprattutto per chi ha un fabbisogno calorico elevato.

Definizione Muscolare

Per la definizione muscolare, che implica la riduzione della percentuale di grasso corporeo mantenendo la massa muscolare, gli integratori possono giocare un ruolo complementare. Gli integratori termogenici, che aiutano ad aumentare il metabolismo e la combustione dei grassi, sono spesso utilizzati in questa fase. Inoltre, gli integratori di proteine a basso contenuto calorico aiutano a mantenere la massa muscolare durante periodi di dieta ipocalorica.

È cruciale sottolineare che questi prodotti devono essere utilizzati in combinazione con un regime di allenamento e una dieta appropriata per essere efficaci.

Salute Generale

Oltre agli obiettivi estetici o di performance, la salute generale è un aspetto fondamentale che non deve essere trascurato. Integratori come multivitaminici, omega-3, e antiossidanti giocano un ruolo importante nel supportare il funzionamento ottimale del corpo. Essi contribuiscono a rafforzare il sistema immunitario, migliorare la salute cardiovascolare e ridurre l'infiammazione. Questo aspetto è particolarmente rilevante per atleti che si sottopongono a intensi regimi di allenamento, che possono stressare il corpo e aumentare il fabbisogno di nutrienti essenziali.

Integratori e Stile di Vita

L'efficacia degli integratori è influenzata dallo stile di vita dell'individuo. Fattori come la qualità del sonno, i livelli di stress, le abitudini alimentari e il regime di allenamento interagiscono con l'uso degli integratori. Un atleta che segue un regime di vita equilibrato tende ad ottenere risultati migliori nell'uso degli integratori rispetto a chi non cura questi aspetti.

Approccio Personalizzato

È fondamentale adottare un approccio personalizzato nell'uso degli integratori, considerando fattori individuali come l'età, il sesso, il livello di attività fisica, e gli obiettivi specifici. Un programma di integrazione che funziona per un individuo potrebbe non essere altrettanto efficace per un altro, a causa delle diverse esigenze e reazioni del corpo.

In sintesi, gli integratori possono essere strumenti potenti per migliorare la massa e la definizione muscolare e per supportare la salute generale. Tuttavia, il loro impiego deve essere attentamente bilanciato e integrato con una dieta adeguata, un regime di esercizio fisico e uno stile di vita sano. Questo ci porta al prossimo punto cruciale del libro, che esplora le diverse categorie di integratori e il loro impiego specifico, affrontato nel punto 1.4.

1.4. Introduzione alle diverse categorie di integratori

Per navigare efficacemente nel vasto mondo degli integratori sportivi, è essenziale comprendere le diverse categorie disponibili e come ciascuna può servire specifici obiettivi di fitness e salute. Questa comprensione aiuta gli atleti e gli appassionati di fitness a scegliere prodotti che si allineano meglio con i loro obiettivi personali e necessità.

Proteine e Aminoacidi

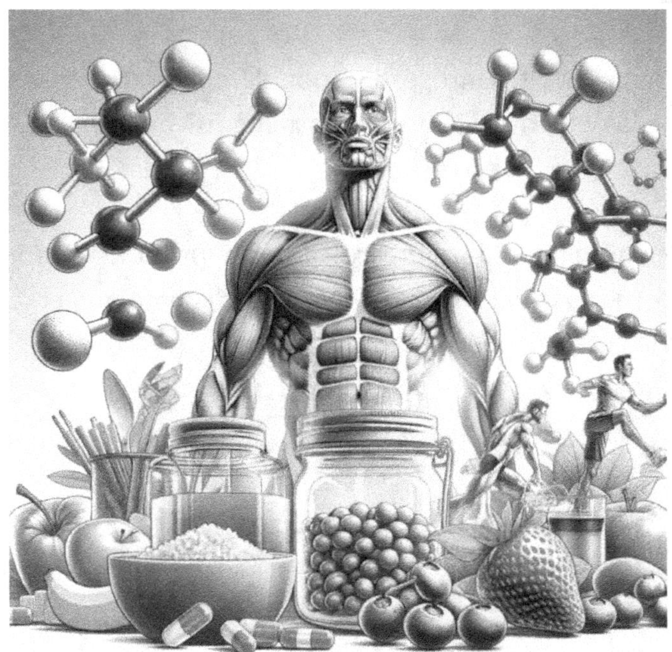

Le proteine e gli aminoacidi sono tra gli integratori più conosciuti e utilizzati nell'ambito dello sport. Le proteine, in particolare il siero di latte, sono fondamentali per la riparazione e la crescita dei muscoli.

Gli aminoacidi, specialmente gli EAA (aminoacidi essenziali), sono fondamentali per il recupero muscolare e possono ridurre la fatica durante l'esercizio fisico. Questi integratori sono particolarmente importanti per atleti impegnati in sport di forza come il bodybuilding.

Creatina

La creatina è un altro integratore popolare, noto per migliorare la forza e la performance durante attività fisiche intense e brevi, come il sollevamento pesi.

Fornisce energia rapida ai muscoli e può contribuire all'aumento della massa muscolare. Ecco un esempio di come può essere assunta la creatina nelle varie fasi

FASE	PERIODO	G/DIE	SOMMINISTR. GIORNALIERE
Carico	PRIMI 7 GIORNI	0,3 G X KG	5
Mantenimento	DOPO I PRIMI 7 GIORNI	3-10 G	1-2

PERIODO	PERIODO MINIMO EFFICACE	G/DIE	SOMMINISTR. GIORNALIERE
Cronico	28 GIORNI	3-10 G	1-2

Carboidrati

Gli integratori a base di carboidrati sono cruciali per gli sport di resistenza come la corsa e il ciclismo. Forniscono energia sostenuta e aiutano a mantenere i livelli di glicogeno durante esercizi prolungati. Barrette energetiche, gel e bevande sportive rientrano in questa categoria.

Termogenici e Bruciagrassi

I termogenici, come la caffeina e altri stimolanti, aumentano il metabolismo e possono aiutare nella perdita di peso e nella definizione muscolare. Tuttavia, è importante usarli con cautela, monitorando eventuali effetti collaterali.

Vitamine e Minerali

Gli integratori di vitamine e minerali sono fondamentali per il mantenimento della salute generale e per colmare eventuali carenze alimentari. Vitamine come la D, il complesso B e minerali come il ferro e il magnesio sono particolarmente importanti per gli atleti.

Integratori Specifici

Esistono poi integratori specifici per esigenze particolari. Ad esempio, gli omega-3 per la salute cardiovascolare e articolare, gli antiossidanti per combattere lo stress ossidativo, e gli integratori per il supporto ormonale come il tribulus terrestris.

Integrazione Responsabile

Mentre esploriamo queste categorie, è fondamentale sottolineare l'importanza di un uso responsabile degli integratori. Questo significa scegliere prodotti di qualità, evitare il sovradosaggio e integrare gli integratori con una dieta sana e un regime di allenamento appropriato. La personalizzazione è chiave: ciò che funziona per un individuo potrebbe non essere altrettanto efficace per un altro, a causa di differenze in termini di genetica, stile di vita e obiettivi specifici.

In conclusione, comprendere le diverse categorie di integratori e il loro uso specifico è fondamentale per ottimizzare la performance sportiva e il benessere generale. Questa conoscenza costituisce la base per una scelta consapevole e mirata di integratori, che sarà approfondita nel prossimo punto 1.5, dove esploreremo l'impatto degli integratori sulla performance e sul benessere generale, analizzando come possono essere utilizzati per massimizzare i risultati e supportare uno stile di vita sano e attivo.

1.5 Impatto degli Integratori sulla Performance e Benessere Generale

L'impatto degli integratori sulla performance sportiva e sul benessere generale è un argomento complesso e multi-sfaccettato. Quando utilizzati correttamente, gli integratori possono essere strumenti potenti per migliorare non solo le prestazioni fisiche ma anche la salute complessiva. Questa sezione esplora come gli integratori influenzano vari aspetti della performance atletica e del benessere.

Miglioramento della Performance Fisica

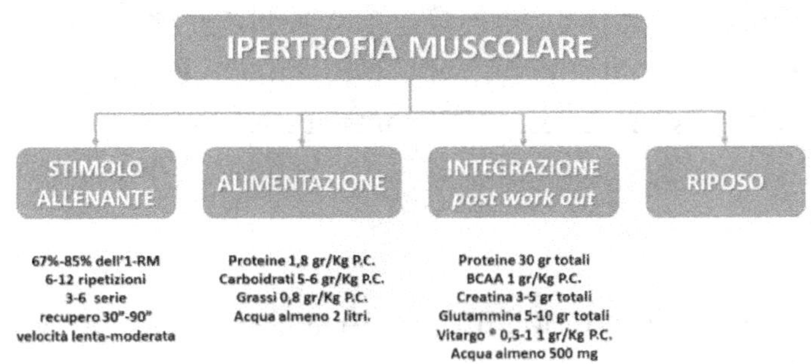

Gli integratori possono avere un impatto significativo sulla performance fisica. Per esempio, la creatina è conosciuta per migliorare la forza e la potenza muscolare, il che è particolarmente utile in sport che richiedono brevi esplosioni di energia, come il sollevamento pesi e lo sprint.

Allo stesso modo, gli integratori di proteine e aminoacidi sono cruciali per la riparazione e la crescita muscolare, facilitando così un recupero più rapido e una maggiore resistenza nel tempo. Gli integratori a base di carboidrati, come gel energetici e bevande sportive, forniscono energia immediata, essenziale in sport di resistenza come maratone o ciclismo.

Supporto Metabolico e Perdita di Peso

Alcuni integratori sono progettati per supportare il metabolismo e aiutare nella perdita di peso. I termogenici, ad esempio, possono aumentare la spesa calorica e promuovere la perdita di grasso. Tuttavia, è importante ricordare che questi integratori devono essere utilizzati come parte di un approccio più ampio che include dieta ed esercizio fisico per essere veramente efficaci.

Salute e Benessere

Gli integratori hanno un ruolo importante anche nel promuovere la salute generale. Multivitaminici e minerali aiutano a garantire che l'organismo riceva tutti i nutrienti essenziali, soprattutto quando le diete sono restrittive o inadeguate.

Gli Omega-3, ad esempio, sono noti per i loro benefici sulla salute cardiovascolare e cerebrale.

Antiossidanti come la vitamina C e E possono combattere i danni dei radicali liberi, specialmente importanti per atleti sottoposti a stress fisico elevato.

Equilibrio Ormonale e Salute Mentale

Alcuni integratori possono influenzare positivamente l'equilibrio ormonale e la salute mentale. Ad esempio, gli integratori che supportano i livelli di testosterone possono essere benefici per aumentare la massa muscolare e migliorare il recupero.

Inoltre, gli integratori come quelli a base di magnesio o teanina possono contribuire a ridurre lo stress e migliorare la qualità del sonno, fattori cruciali per un buon recupero e prestazioni ottimali.

Sicurezza e Efficacia

Nonostante i benefici, è cruciale approcciare l'uso degli integratori con un atteggiamento informato e responsabile. La sicurezza e l'efficacia di ogni integratore dipendono da fattori come la qualità del prodotto, il dosaggio e le esigenze individuali. È importante

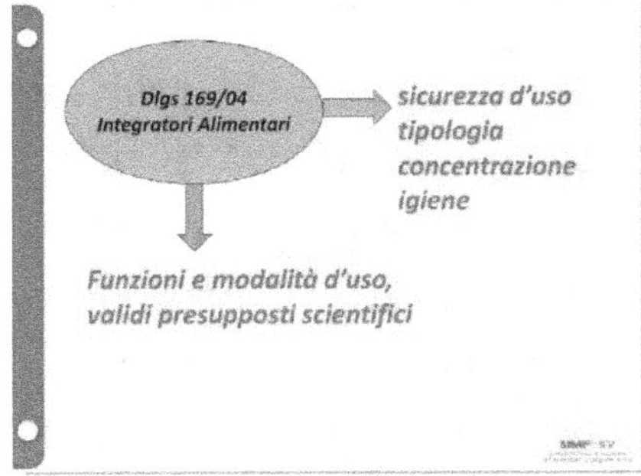

consultare professionisti della salute o nutrizionisti sportivi per valutare quali integratori sono appropriati e in quali quantità.

In conclusione, gli integratori possono avere un impatto notevole sulla performance atletica e sul benessere generale. Quando integrati in modo appropriato in una dieta equilibrata e un regime di allenamento, possono aiutare gli atleti a raggiungere i loro obiettivi sportivi e mantenere un alto livello di salute e vitalità. Tuttavia, è fondamentale utilizzarli con cognizione di causa e responsabilità. Questa comprensione approfondita degli integratori e del loro impatto ci conduce al prossimo capitolo, dove esploreremo più dettagliatamente il ruolo degli integratori nella nutrizione sportiva e la loro interazione con gli alimenti e le diete quotidiane.

CAPITOLO 2: FONDAMENTI DI NUTRIZIONE E INTEGRAZIONE

2.1. Micro e macronutrienti essenziali.

La nutrizione sportiva ruota intorno a un equilibrio ben calibrato di micro e macronutrienti, ciascuno svolgendo un ruolo specifico nel supportare la performance atletica e il benessere generale. Questo capitolo si concentra sull'importanza dei macronutrienti - carboidrati, proteine e grassi - e dei micronutrienti - vitamine e minerali - nel contesto sportivo, evidenziando il loro ruolo cruciale e le necessità relative per gli atleti.

I Macronutrienti: Energie e Blocchi Costruttivi

Carboidrati: I carboidrati sono la principale fonte di energia per gli atleti, specialmente per coloro che si impegnano in allenamenti ad alta intensità o di lunga durata. Forniscono il glucosio necessario per mantenere i livelli di energia e sono fondamentali per il rifornimento delle scorte di glicogeno muscolare e epatico. La quantità e il tipo di carboidrati consumati dovrebbero variare in base al tipo di sport, alla durata dell'allenamento e alle esigenze energetiche individuali.

Proteine: Le proteine sono essenziali per la riparazione e la crescita dei tessuti muscolari. Gli atleti hanno bisogno di un apporto proteico maggiore rispetto alla popolazione generale, in particolare coloro che sono coinvolti in sport di forza e resistenza. Le proteine non solo aiutano nel recupero muscolare, ma sono anche cruciali per il mantenimento di un sistema immunitario sano e per il metabolismo generale.

Grassi: I grassi svolgono diverse funzioni vitali, compreso il supporto per le attività a bassa intensità e lunga durata. Sono una fonte importante di acidi grassi essenziali e aiutano nell'assorbimento di vitamine liposolubili. Una quantità adeguata di grassi sani nella dieta è essenziale per la salute ormonale e il funzionamento cellulare.

I Micronutrienti: Vitali per Funzioni e Salute
I micronutrienti, benché richiesti in quantità minori rispetto ai macronutrienti, sono vitali per una serie di funzioni corporee essenziali.

Vitamine: Le vitamine come la Vitamina D, essenziale per la salute delle ossa, e le Vitamine B, importanti per la produzione di energia, sono cruciali per gli atleti. Altre vitamine, come la Vitamina C ed E, hanno proprietà antiossidanti che aiutano a ridurre lo stress ossidativo causato da allenamenti intensi.

Minerali: I minerali come il ferro, che è fondamentale per il trasporto dell'ossigeno nel sangue, e il magnesio, importante per la funzione muscolare e la recuperazione, sono componenti essenziali della dieta di un atleta. La carenza di questi micronutrienti può portare a cali nelle performance e a problemi di salute.

Integrazione di Micro e Macronutrienti

Sebbene la maggior parte delle esigenze di micro e macronutrienti dovrebbe idealmente essere soddisfatta attraverso una dieta ben pianificata, ci sono situazioni in cui gli integratori possono essere utili. Questo è particolarmente vero per gli atleti con restrizioni dietetiche, per chi ha bisogni nutrizionali elevati a causa di allenamenti intensi, o per coloro che hanno carenze specifiche.

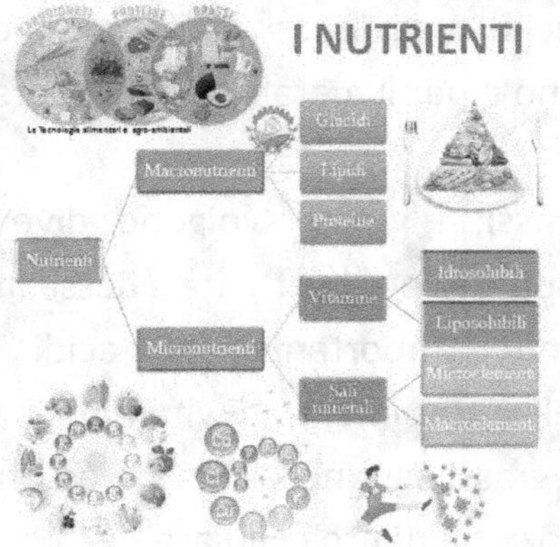

Strategie di Integrazione Personalizzate

La personalizzazione dell'integrazione, basata sulle esigenze individuali e sul tipo di sport praticato, è cruciale. Un approccio one-size-fits-all non è efficace quando si tratta di nutrizione sportiva. È importante valutare le proprie necessità e adattare l'assunzione di nutrienti e integratori di conseguenza.

In conclusione, la comprensione dei micro e macronutrienti e del loro ruolo nella nutrizione sportiva è fondamentale per ogni atleta. Questa conoscenza è essenziale per sviluppare piani alimentari e di integrazione che supportino

2.2 Tempistica e Dosaggio nell'Uso degli Integratori

La tempistica e il dosaggio sono aspetti fondamentali nell'uso degli integratori sportivi. Una gestione attenta di questi due fattori può fare la differenza tra ottenere il massimo beneficio dai supplementi e non vedere alcun miglioramento o, peggio, incorrere in effetti collaterali negativi.

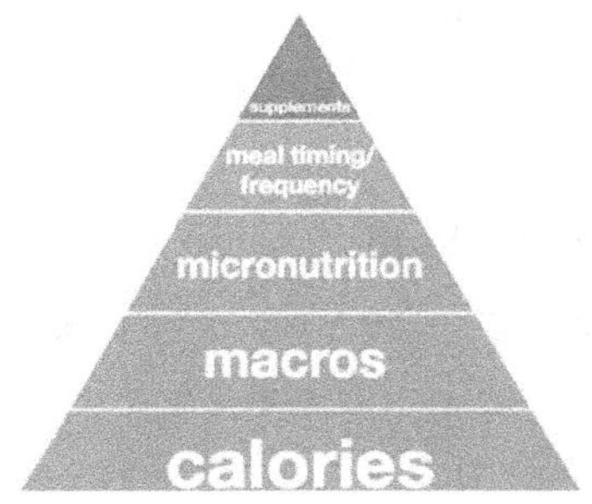

In questo capitolo, esploreremo come la tempistica e il dosaggio adeguati degli integratori possono ottimizzare la performance atletica e il recupero, e come questi dovrebbero essere adattati alle esigenze individuali.

Importanza della Tempistica

La tempistica dell'assunzione di integratori è cruciale per massimizzare la loro efficacia. Ad esempio, gli integratori proteici sono spesso più efficaci se assunti

immediatamente dopo l'allenamento, un periodo noto come "finestra anabolica", in cui il corpo è particolarmente recettivo alla sintesi proteica. Allo stesso modo, gli integratori di carboidrati sono più utili quando consumati prima o durante l'esercizio fisico per mantenere i livelli di energia, soprattutto in sport di resistenza.

Dosaggio Corretto

Il dosaggio degli integratori è un altro fattore critico. Un sovradosaggio può non solo essere inefficace ma può anche causare effetti collaterali o interazioni negative con altri nutrienti o farmaci. Ad esempio, un eccesso di proteine può mettere sotto stress i reni, mentre un consumo eccessivo di caffeina può portare a nervosismo o disturbi del sonno.

È fondamentale seguire le raccomandazioni di dosaggio basate su ricerche scientifiche e, se possibile, personalizzarle con l'aiuto di un nutrizionista sportivo o di un medico.

Personalizzazione Basata su Esigenze Individuali

Ogni atleta è unico, con esigenze nutrizionali che variano in base a fattori come età, sesso, peso, tipo di sport, intensità e durata dell'allenamento. Di conseguenza, la tempistica e il dosaggio degli integratori devono essere personalizzati.

Ad esempio, un atleta di resistenza potrebbe necessitare di un dosaggio maggiore di carboidrati rispetto a un bodybuilder, che potrebbe invece concentrarsi maggiormente sulle proteine e sulla creatina.

Monitoraggio e Aggiustamenti

È importante monitorare la risposta del corpo agli integratori e fare aggiustamenti se necessario. Ciò può includere l'alterazione del dosaggio, la modifica della tempistica dell'assunzione o la sperimentazione con diversi tipi di integratori.

Il monitoraggio può aiutare a identificare ciò che funziona meglio per il singolo atleta, massimizzando i benefici mentre si minimizzano i potenziali effetti negativi.

Interazione con la Dieta e Altri Integratori

Gli integratori non dovrebbero essere considerati in isolamento. La loro interazione con la dieta regolare e altri integratori assunti è un fattore importante. Ad esempio, l'assunzione di certi minerali in grandi quantità può interferire con l'assorbimento di altri. Pertanto, è essenziale considerare l'intero regime alimentare e di integrazione per garantire un approccio equilibrato e sicuro.

In conclusione, la tempistica e il dosaggio corretti sono essenziali per sfruttare al meglio gli integratori sportivi. Un approccio personalizzato, basato sulle esigenze individuali e adattato nel tempo, può aiutare gli atleti a raggiungere i loro obiettivi di performance e recupero.

Questa attenzione al dettaglio nella gestione degli integratori prepara il terreno per il prossimo argomento cruciale, esplorato nel punto 2.5, dove discuteremo di come integrare gli integratori con una dieta equilibrata per ottenere il massimo dai programmi di allenamento e di nutrizione.

2.3 Combinare Dieta e Integratori

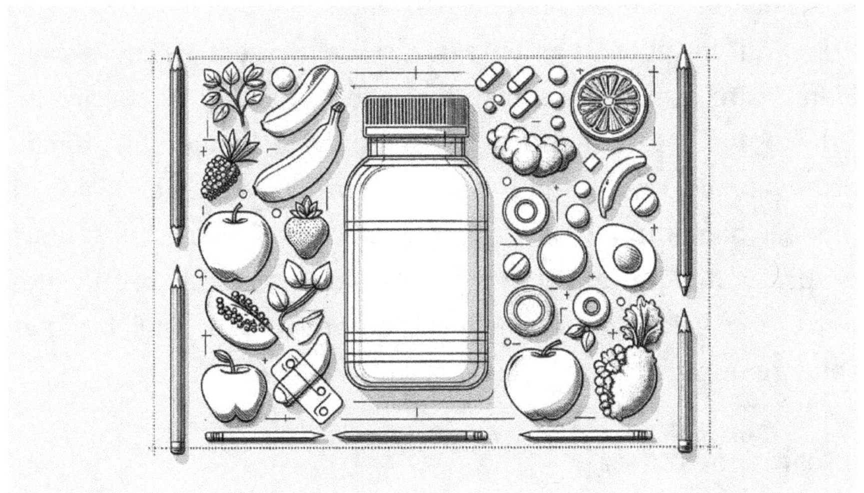

L'integrazione efficace degli integratori nella dieta quotidiana è un aspetto cruciale per gli atleti che mirano a ottimizzare la loro performance e la salute generale. Gli integratori non dovrebbero sostituire una dieta equilibrata, ma piuttosto agire come complemento per migliorare le prestazioni sportive e colmare eventuali lacune nutrizionali. In questo capitolo, esploreremo come combinare in modo efficace dieta e integratori, tenendo conto delle esigenze energetiche e nutrizionali degli atleti.

Dieta come Base per la Performance

Una dieta ben pianificata è la fondazione su cui costruire la performance atletica. Dovrebbe fornire un equilibrio di macronutrienti (carboidrati, proteine e grassi) e una vasta gamma di micronutrienti (vitamine e minerali) necessari per il funzionamento ottimale del corpo. Gli atleti dovrebbero concentrarsi su alimenti nutrienti e integrali che forniscono energia sostenuta, supportano il recupero muscolare e mantengono la salute generale.

Identificazione delle Lacune Nutrizionali

Prima di introdurre gli integratori nella dieta, è essenziale identificare eventuali carenze o esigenze nutrizionali specifiche. Questo può essere fatto attraverso una valutazione nutrizionale professionale che prende in considerazione lo stile di vita, i modelli alimentari e le esigenze specifiche legate allo sport praticato. Integratori come multivitaminici, minerali, proteine in polvere o acidi grassi omega-3 possono essere utilizzati per colmare queste lacune.

Integrazione Mirata

Gli integratori dovrebbero essere scelti e utilizzati in modo mirato, in base agli obiettivi specifici dell'atleta. Ad esempio, gli atleti di resistenza possono beneficiare di un apporto maggiore di carboidrati e elettroliti, mentre per coloro che si concentrano sulla costruzione muscolare, integratori a base di proteine e creatina possono essere più utili. La chiave è integrare in modo che gli integratori lavorino in sinergia con la dieta, non in competizione con essa.

Tempistica dell'Integrazione

La tempistica è un fattore importante nell'integrazione. Gli integratori assunti al momento giusto possono migliorare l'assorbimento dei nutrienti e massimizzare la loro efficacia. Ad esempio, l'assunzione di proteine e carboidrati immediatamente dopo l'allenamento può aiutare nel recupero muscolare e nel rifornimento delle scorte di energia. Allo stesso modo, l'assunzione di integratori specifici a stomaco vuoto o con i pasti può influenzare la loro efficacia.

Monitoraggio e Aggiustamenti

Un approccio flessibile e adattabile è essenziale quando si tratta di combinare dieta e integratori. Gli atleti dovrebbero monitorare regolarmente la propria salute, la performance e il benessere generale per valutare l'efficacia della loro strategia nutrizionale. Questo può richiedere l'aggiustamento dei tipi di integratori utilizzati, dei dosaggi o della tempistica dell'assunzione in base ai cambiamenti nella routine di allenamento, agli obiettivi di performance o alle esigenze di salute.

In conclusione, un'integrazione attenta e ponderata, abbinata a una dieta equilibrata, è fondamentale per ottenere il massimo dai programmi di allenamento e di nutrizione. Mentre gli integratori possono fornire un supporto prezioso, la loro efficacia dipende dal loro utilizzo come parte di un approccio nutrizionale olistico e personalizzato. Questo collegamento tra dieta e integrazione è un tema ricorrente nella nutrizione sportiva, e il suo efficace equilibrio è la chiave per supportare le prestazioni atletiche ottimali e la salute a lungo termine.

CAPITOLO 3: PROTEINE ANIMALI E AMINOACIDI

3.1. Proteine e aminoacidi essenziali.

Le proteine e gli aminoacidi essenziali rappresentano una componente fondamentale nella nutrizione sportiva, specialmente per atleti impegnati in discipline che richiedono forza, resistenza e una rapida rigenerazione muscolare. Questo capitolo esamina il ruolo cruciale delle proteine e degli aminoacidi essenziali nella costruzione e nel recupero dei muscoli, e come possono essere integrati efficacemente nella dieta di un atleta.

Il Ruolo delle Proteine nella Performance Sportiva

Le proteine sono i mattoni fondamentali del corpo umano, cruciali per la costruzione e la riparazione dei tessuti, inclusi i muscoli. Per gli atleti, un adeguato apporto proteico è vitale per promuovere la crescita muscolare, accelerare il recupero dopo l'allenamento e migliorare la performance complessiva. Durante l'esercizio fisico intenso, i muscoli subiscono microlesioni; le proteine forniscono gli aminoacidi necessari per riparare e rafforzare queste fibre muscolari.

Aminoacidi Essenziali per la Crescita Muscolare

Gli aminoacidi essenziali, che non possono essere sintetizzati dal corpo e devono quindi essere assunti attraverso la dieta, sono particolarmente importanti per gli atleti. Gli aminoacidi a catena ramificata (BCAA), che includono leucina, isoleucina e valina, svolgono un ruolo fondamentale nella sintesi proteica muscolare e nel recupero. La leucina, in particolare, è nota per essere un potente attivatore della via mTOR, un percorso chiave per la sintesi proteica e la crescita muscolare.

Integrare Proteine e Aminoacidi nella Dieta

Mentre una dieta ben bilanciata può fornire la maggior parte delle proteine necessarie, gli integratori proteici possono essere utili per soddisfare il fabbisogno elevato di proteine degli atleti, soprattutto in periodi di allenamento intenso o di recupero da infortuni. Integratori come il siero di latte, la caseina o le proteine vegetali (ad esempio, piselli o riso) possono essere utili per fornire un apporto proteico di facile digestione e rapido assorbimento.

Tempistica dell'Assunzione di Proteine

La tempistica dell'assunzione di proteine è un fattore cruciale per ottimizzarne i benefici. Consumare proteine subito dopo l'allenamento può migliorare il recupero muscolare e stimolare la crescita muscolare. Inoltre, la distribuzione uniforme dell'assunzione di proteine nel corso della giornata può supportare una sintesi proteica costante, favorendo la rigenerazione e il mantenimento della massa muscolare.

Personalizzazione dell'Integrazione Proteica

La quantità e il tipo di proteine necessarie possono variare significativamente a seconda del tipo di sport, dell'intensità dell'allenamento, del peso corporeo e degli obiettivi specifici dell'atleta. Per esempio, gli atleti di forza possono richiedere un apporto proteico maggiore rispetto a quelli impegnati in sport di resistenza. È importante personalizzare l'assunzione di proteine in base a questi fattori per massimizzare i benefici e supportare la salute generale

In conclusione, le proteine e gli aminoacidi essenziali svolgono un ruolo fondamentale nella nutrizione sportiva, fornendo il supporto necessario per la costruzione, il mantenimento e il recupero dei muscoli. Una comprensione approfondita di come integrare queste sostanze nutritive nella dieta può aiutare gli atleti a ottimizzare la loro performance e accelerare il recupero. Questo approccio alle proteine e agli aminoacidi pone le basi per l'argomento successivo, la creatina e i suoi effetti sulla forza muscolare, che esploreremo nel punto 3.2.

3.2 Creatina e i Suoi Effetti sulla Forza Muscolare

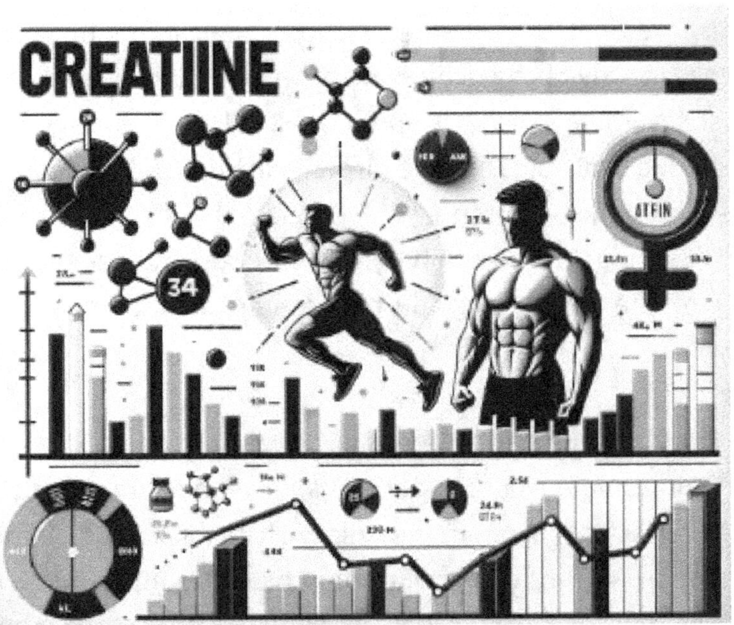

La creatina è uno degli integratori più studiati e utilizzati nel mondo dello sport, conosciuta soprattutto per i suoi effetti sulla forza muscolare e le prestazioni atletiche. Questo capitolo esplora come la creatina funziona nel corpo, i suoi benefici per gli atleti, e come può essere incorporata efficacemente in un regime di allenamento e nutrizione.

Cos'è la Creatina?

La creatina è una sostanza naturale trovata principalmente nei muscoli, dove aiuta a produrre energia durante l'attività fisica ad alta intensità. È sintetizzata nel corpo umano a partire dagli aminoacidi e può anche essere assunta attraverso alimenti come carne e pesce. Tuttavia, gli atleti spesso ricorrono a integratori di creatina per aumentare le loro riserve muscolari di questa sostanza e migliorare le performance.

Effetti della Creatina sulla Performance

La creatina è particolarmente efficace nell'aumentare la performance in attività che richiedono brevi esplosioni di energia, come il sollevamento pesi, il sprint e il calcio. Il suo ruolo principale è quello di aumentare la disponibilità di ATP (adenosina trifosfato), la principale fonte di energia per le contrazioni muscolari. Con più ATP disponibile, gli atleti possono esercitare più forza e resistere più a lungo durante esercizi ad alta intensità.

Benefici della Creatina per la Crescita Muscolare

La creatina non solo migliora la performance immediata, ma può anche avere effetti a lungo termine sulla crescita muscolare. Aiuta a incrementare il volume delle cellule muscolari, promuovendo un ambiente anabolico che favorisce la sintesi proteica. Ciò può portare a un aumento della massa muscolare nel tempo, specialmente quando combinato con un allenamento di resistenza regolare.

UTILITA' CREATINA

- Sport aerobici ✗
- Boby building ✓   Previo parere medico o specialistico
- Sport di natura intermittente ✗
- Sport di forza o potenza ✗
  (rapportati al peso)
- Sport di forza o potenza ✓   Previo parere staff medico ed atletico
  (non rapportati al peso)

Integrazione di Creatina: Dosaggio e Tempistica

Il dosaggio e la tempistica dell'integrazione di creatina possono variare. Un approccio comune è quello di iniziare con una fase di caricamento, dove si assume una quantità maggiore di creatina per alcuni giorni, seguita da una fase di mantenimento con un dosaggio più basso. Alcuni atleti scelgono di evitare la fase di caricamento e assumere un dosaggio costante fin dall'inizio. È importante sperimentare e trovare la strategia che funziona meglio per le esigenze individuali.

FASE DI CARICO

FASE DI CARICO RAPIDA

0.3 g/Kg di peso al giorno
per 5-7 giorni

OPPURE

FASE DI CARICO LENTA

3 grammi al giorno
per 30 giorni
(opzione consigliata)

FASE DI MANTENIMENTO

0.03 g/Kg di peso
al giorno

Sicurezza e Considerazioni sull'Uso della Creatina

La creatina è generalmente considerata sicura per la maggior parte degli atleti, con pochi effetti collaterali riportati. Tuttavia, come per qualsiasi integratore, è importante consultare un medico o un nutrizionista prima di iniziare l'uso, specialmente per persone con condizioni di salute preesistenti. Inoltre, è fondamentale assicurarsi di essere idratati adeguatamente, poiché la creatina può aumentare il fabbisogno di liquidi.

In conclusione, la creatina è un integratore efficace per migliorare la forza muscolare e la performance atletica. La sua capacità di aumentare le riserve di ATP e di promuovere la crescita muscolare la rende un'aggiunta preziosa al regime di integrazione di molti atleti. La comprensione approfondita di come utilizzare la creatina prepara il terreno per il prossimo argomento, gli aminoacidi a catena ramificata (BCAA) e il recupero muscolare, che esploreremo nel punto 3.3.

3.3 EAA e Recupero Muscolare

Gli aminoacidi essenziali (EAA), composti da leucina, isoleucina e valina, sono integratori chiave nel mondo dello sport, noti per il loro ruolo nel recupero muscolare. Questo capitolo esamina l'importanza dei BCAA per gli atleti, come influenzano la riparazione e il recupero dei muscoli, e le strategie ottimali per la loro integrazione.

Aminoacidi essenziali (EAA)

👍 Benefici	🔍 Sono davvero utili?	💊 Assunzione
↑ Recupero ↑ Anabolismo ↑ Forza	Quando il fabbisogno proteico è sufficiente sono **superflui**.	6-12 g prima e/o dopo allenamento per ottimizzare la **sintesi proteica**
↓ Catabolismo ↓ Fatica	Gli stessi effetti sono ottenibili tramite **whey**.	

Ruolo degli EAA nella Nutrizione Sportiva

Gli EAA sono aminoacidi essenziali, il che significa che devono essere assunti attraverso la dieta poiché il corpo non è in grado di produrli. Svolgono un ruolo critico nel processo di sintesi delle proteine muscolari, essenziale per la riparazione e la crescita muscolare. Gli EAA sono particolarmente significativi per gli atleti impegnati in allenamenti intensi, poiché aiutano a ridurre la fatica e accelerano il recupero.

EAA e Riduzione del Danno Muscolare

Durante l'esercizio fisico intenso, i muscoli subiscono stress e danni, portando a indolenzimento e affaticamento. Gli EAA possono aiutare a ridurre i danni muscolari e a diminuire i livelli di creatina chinasi, un indicatore di danno muscolare. Inoltre, la loro assunzione può ridurre i livelli di serotonina nel cervello, che è associata alla percezione della fatica durante l'esercizio.

Effetti degli EAA sul Recupero e la Crescita Muscolare

La leucina, in particolare, è notevolmente efficace nello stimolare la sintesi proteica muscolare. Questo processo è cruciale non solo per il recupero dopo l'allenamento, ma anche per la crescita muscolare a lungo termine. Gli atleti che integrano i EAA nella loro dieta possono aspettarsi di vedere miglioramenti nella ripresa post-allenamento e un incremento della massa muscolare nel tempo.

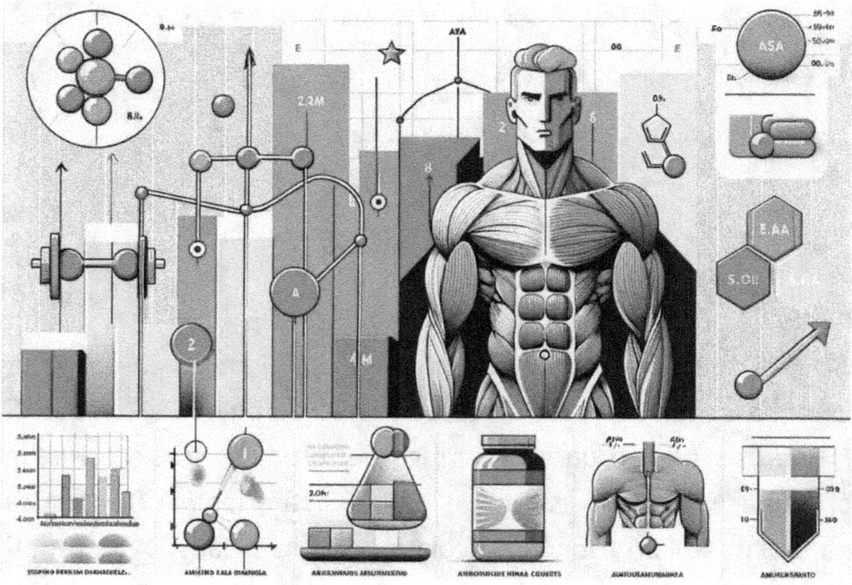

Strategie di Integrazione Degli EAA

L'integrazione di EAA può essere particolarmente utile intorno al periodo dell'allenamento. Assumere BCAA prima o durante l'allenamento può aiutare a ridurre la fatica e proteggere i muscoli dallo stress. Assumere EAA subito dopo l'allenamento può accelerare il processo di recupero, riducendo l'indolenzimento muscolare e migliorando la sintesi proteica. La quantità esatta e la tempistica dipenderanno dalle esigenze individuali, dal tipo di sport e dall'intensità dell'allenamento.

Considerazioni sull'Uso degli EAA

Anche se gli EAA sono generalmente sicuri, è importante utilizzarli come parte di un approccio nutrizionale equilibrato. Non dovrebbero mai sostituire le proteine complete o altri nutrienti essenziali nella dieta. Inoltre, gli atleti dovrebbero considerare la qualità dell'integratore e optare per prodotti puri e senza additivi inutili.

In conclusione, gli EAA sono un integratore essenziale nel recupero muscolare e nella riduzione della fatica per gli atleti. La loro capacità di supportare la sintesi proteica e ridurre i danni muscolari li rende un'aggiunta preziosa alla dieta di chiunque pratichi sport intensi. La comprensione dell'uso ottimale di EAA getta le basi per il prossimo argomento del libro, che esplora gli integratori per l'aumento della massa muscolare, trattato nel punto 3.4.

3.4 Integratori per l'Aumento della Massa Muscolare

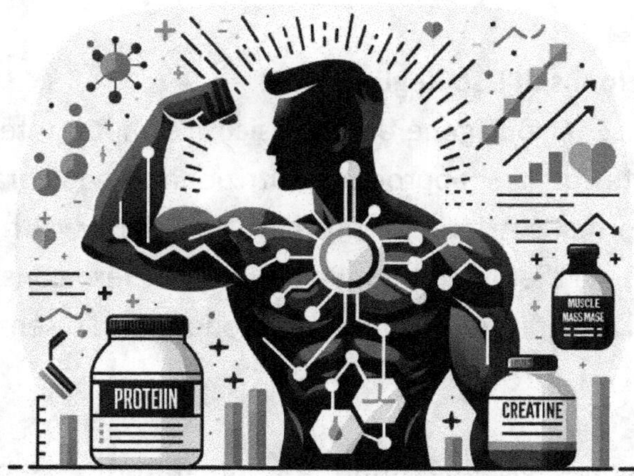

L'aumento della massa muscolare è un obiettivo comune tra molti atleti, in particolare in discipline come il bodybuilding, il sollevamento pesi e il fitness generale. Oltre all'allenamento e alla nutrizione adeguata, certi integratori possono svolgere un ruolo significativo nel supportare la crescita muscolare. In questo capitolo, esploriamo gli integratori più efficaci per l'aumento della massa muscolare, il loro funzionamento e come possono essere incorporati in un regime di allenamento.

Proteine in Polvere

Le proteine in polvere, come il siero di latte, la caseina o le proteine vegetali, sono tra gli integratori più popolari per l'aumento della massa muscolare. Forniscono una fonte concentrata di proteine di alta qualità, essenziali per la riparazione e la crescita del tessuto muscolare. L'assunzione di proteine in polvere può essere particolarmente utile per gli atleti che hanno difficoltà a soddisfare il loro fabbisogno proteico attraverso la dieta.

Nello schema qui in basso possiamo osservare in che contesto possono essere assunte

CONTESTO	FABBISOGNO PROTEICO
Dieta ipocalorica con attività fisica	1,6 – 2,4 g/kg
Dieta ipocalorica con attività fisica impegnativa e/o deficit calorico marcato	2,3 – 3,1 g/kg
Dieta dimagrante per soggetto obeso	1,2 – 1,5 g/kg di peso obbiettivo
Crescita muscolare in ipocalorica	2,3 – 3,1

Creatina

La creatina, come discusso nel punto 3.2, è efficace nell'aumentare la forza e la potenza muscolare, il che può tradursi in una maggiore crescita muscolare nel tempo.
Aumentando la disponibilità di ATP nei muscoli, la creatina permette agli atleti di eseguire allenamenti più intensi, stimolando una maggiore ipertrofia muscolare.

Aminoacidi a Catena Ramificata (BCAA)

I BCAA, in particolare la leucina, giocano un ruolo chiave nella sintesi proteica muscolare. Integrare i BCAA può supportare la crescita muscolare, specialmente quando consumati intorno al periodo dell'allenamento, come descritto nel punto 3.3.

Beta-Alanina

La beta-alanina è un altro integratore popolare tra gli atleti che cercano di aumentare la massa muscolare. Agisce aumentando i livelli di carnosina nei muscoli, che può aiutare a ridurre l'affaticamento durante l'esercizio ad alta intensità, permettendo allenamenti più lunghi e più intensi.

Integratori di Supporto Ormonale

Alcuni integratori, come il tribulus terrestris o il fieno greco, sono noti per il loro potenziale effetto sul supporto della produzione naturale di testosterone. Sebbene la ricerca sia mista, alcuni atleti trovano che questi integratori possano contribuire a un ambiente ormonale più favorevole per la crescita muscolare.

Integrazione e Dieta Equilibrata

È fondamentale sottolineare che gli integratori dovrebbero essere usati in combinazione con una dieta equilibrata e un programma di allenamento adeguato. Non esiste un integratore che possa sostituire l'importanza di una nutrizione ben pianificata e di un allenamento coerente e ben strutturato.

Considerazioni sull'Uso degli Integratori

Quando si sceglie di utilizzare integratori per l'aumento della massa muscolare, è importante considerare la qualità del prodotto, la presenza di eventuali additivi e la conformità con le normative antidoping, se applicabile. Inoltre, è consigliabile consultare un professionista della salute o un nutrizionista sportivo per garantire che l'integrazione sia adeguata alle esigenze personali e agli obiettivi di fitness.

In conclusione, gli integratori possono essere un valido aiuto per l'aumento della massa muscolare, ma devono essere utilizzati come parte di un approccio olistico che include dieta, allenamento e riposo adeguati. Il corretto uso degli integratori, abbinato a una strategia di allenamento e nutrizione ben pianificata, può aiutare gli atleti a raggiungere i loro obiettivi di crescita muscolare. Il passaggio successivo, discusso nel punto 3.5, sarà esplorare la relazione tra integratori e la definizione muscolare.

3.5 Considerazioni Specifiche per il Bodybuilding

Il bodybuilding è una disciplina sportiva che richiede un approccio specifico e dettagliato alla nutrizione e all'integrazione, con l'obiettivo di massimizzare la massa muscolare e la definizione. In questo capitolo, esploreremo le considerazioni nutrizionali e di integrazione uniche per il bodybuilding, focalizzandoci su come gli atleti possono ottimizzare la loro dieta e l'uso di integratori per raggiungere i migliori risultati possibili.

Importanza dell'Alimentazione nel Bodybuilding
Nel bodybuilding, l'alimentazione gioca un ruolo cruciale, quasi quanto l'allenamento stesso. Una dieta ben strutturata dovrebbe fornire abbastanza energia e nutrienti per sostenere intensi

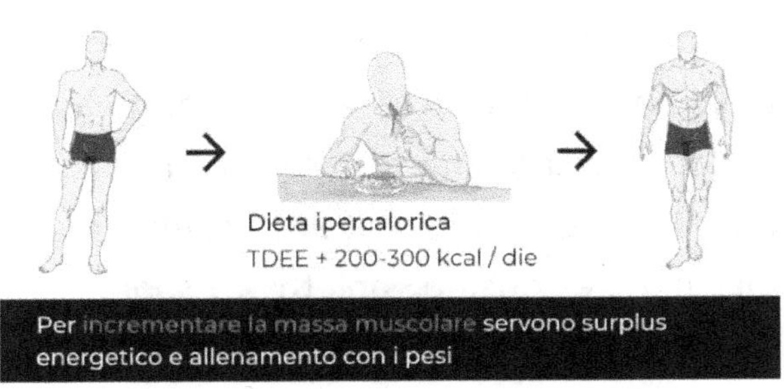

allenamenti, promuovere la crescita muscolare e facilitare il recupero.

Il bilanciamento dei macronutrienti – carboidrati, proteine e grassi – deve essere accuratamente pianificato per supportare le fasi di bulking (aumento della massa muscolare) e cutting (riduzione del grasso corporeo mantenendo la massa muscolare).

Vediamo invece nello schema sotto come e quando impostare le varie fasi di massa e definizione:

SOGGETTO	COSA FARE
Uomini > 14 – 15 % BF, Donne > 22 – 25 % BF	Almeno 6 mesi di definizione. Raggiunta una certa percentuale di grasso corporeo migliore, cominciare la fase di massa
Uomini > 8 – 10 % BF, Donne > 15 – 18 % BF	Almeno 6 mesi di fase di massa, per poi eventualmente fare definizione
Uomini > 11 – 13 % BF, Donne > 19 – 21 % BF	7-9 mesi all'anno di massa e 3-5 mesi all'anno di definizione

Proteine e Bodybuilding

Le proteine sono particolarmente importanti nel bodybuilding, poiché sono essenziali per la costruzione e il mantenimento della massa muscolare. Gli atleti di bodybuilding potrebbero aver bisogno di un apporto proteico maggiore rispetto ad altri sportivi per massimizzare l'ipertrofia muscolare. Integratori proteici come il siero di latte, la caseina e le proteine vegetali possono essere utili per raggiungere questo obiettivo, soprattutto quando l'assunzione di proteine dalla dieta potrebbe non essere sufficiente.

Creatina e Aumento della Forza

La creatina è uno degli integratori più popolari nel bodybuilding, noto per la sua capacità di aumentare la forza e la potenza muscolare. Questo può tradursi in allenamenti più intensi e, di conseguenza, in una maggiore crescita muscolare. La creatina può anche aiutare ad aumentare il volume delle cellule muscolari, contribuendo a un aspetto muscolare più pieno.

Integratori per la Definizione Muscolare

Durante la fase di cutting, gli integratori termogenici possono essere utilizzati per aiutare a ridurre il grasso corporeo e migliorare la definizione muscolare. Tuttavia, è importante bilanciare l'uso di questi integratori con una dieta adeguata e un programma di allenamento per evitare la perdita di massa muscolare.

Supplementazione di Micronutrienti

I micronutrienti, come vitamine e minerali, sono altrettanto importanti nel bodybuilding. Essi supportano una serie di funzioni corporee, tra cui il metabolismo, la riparazione dei tessuti e la salute generale. Gli atleti di bodybuilding dovrebbero assicurarsi di ricevere un adeguato apporto di micronutrienti, soprattutto quando la dieta è molto controllata o limitata.

Monitoraggio e Regolazione dell'Integrazione

Gli atleti di bodybuilding dovrebbero monitorare regolarmente il proprio progresso e regolare l'integrazione in base alle fasi di allenamento. La collaborazione con un nutrizionista sportivo o un allenatore può essere utile per personalizzare il regime di integrazione e garantire che le esigenze nutrizionali siano soddisfatte in modo efficace.

Considerazioni Etiche e di Salute
Infine, è fondamentale che gli atleti di bodybuilding si avvicinino all'integrazione con un'etica responsabile e una consapevolezza della salute. La scelta di integratori sicuri, la conformità con le regole antidoping e l'attenzione a possibili effetti collaterali sono aspetti cruciali da considerare.

In conclusione, per gli atleti di bodybuilding, una strategia di integrazione ben pianificata e personalizzata è essenziale per massimizzare la crescita muscolare, migliorare la definizione e supportare la salute generale. L'equilibrio tra dieta, integrazione e allenamento è la chiave per raggiungere i massimi risultati in questo sport.

3.6 Esempi di dieta per la fase di definizione

Esempio di dieta da **1800 kcal**

Colazione	2 fette di pane integrale tostate + 50 g affettato magro + 1 uovo + 200 g latte scremato
Spuntino	1 frutto fresco
Pranzo	200 g pesce grasso + 200 g verdura fresca + 50 g pane + 5 ml olio evo
Spuntino	3 gallette + 1 yogurt greco 0% (170 g)
Cena	90 g riso + 200 g verdura fresca + 100 g carne magra + 5 ml olio evo

Esempio di dieta da **2500 kcal**

Colazione	1 spremuta (200 ml) + 1 frutto fresco + 50 g pane + 50 g affettato magro
Spuntino	25 g pane + 10 g frutta secca + 1 frutto + 30 g whey
Pranzo	200 g verdura fresca +10 ml olio evo + 250 g gnocchi di patate + 100 g sugo di carne
Spuntino	50 g pane + 70 g affettato magro
Cena	200 g verdura fresca +10 ml olio evo + 90 g farro + 100 g pesce magro

CAPITOLO 4: INTEGRATORI PER LA DEFINIZIONE MUSCOLARE

4.1 Ruolo del Metabolismo nel Bodybuilding

Il metabolismo gioca un ruolo cruciale nel bodybuilding, influenzando direttamente la capacità del corpo di costruire massa muscolare, bruciare grassi e recuperare dall'esercizio. In questo capitolo, esploriamo la complessità del metabolismo nel contesto del bodybuilding, esaminando come gli atleti possono ottimizzare il proprio metabolismo per migliorare le performance e raggiungere i loro obiettivi fisici.

Vediamo nello specchietto sotto come si calcola il metabolismo basale:

Tra i metodi per scoprire il valore del metabolismo basale ci sono anche le equazioni di stima, che nell'immediato sono sicuramente il metodo più veloce. La formula comunemente più utilizzata è quella di **Harris-Benedict**, che prende in considerazione sesso, età (anni), peso (kg) ed altezza (cm).

- **BMR uomo** (kcal/die): 66.5 + (13.75 x peso) + (5.003 x altezza) – (6.775 x età)
- **BMR donna** (kcal/die): 655.1 + (9.5663 x peso) + (1.85 x altezza) – (4.676 x età)

Questa, come tutte le altre formule e calcolatori, sono sicuramente utili per avere un'idea di quale possa essere il valore, ma deve esserci anche la consapevolezza che si tratta comunque di una stima con un potenziale margine di errore. **Solitamente c'è una sovrastima del metabolismo basale reale.**

Comprensione del Metabolismo

Il metabolismo comprende tutte le reazioni chimiche che si verificano nel corpo per mantenere lo stato vivente delle cellule e degli organismi. Nel bodybuilding, due aspetti del metabolismo sono particolarmente rilevanti: il metabolismo basale, ovvero l'energia utilizzata per le funzioni corporee di base, e il metabolismo legato all'attività fisica, che comprende l'energia utilizzata durante l'allenamento.

Metabolismo Basale e Costruzione Muscolare

Il metabolismo basale può variare notevolmente tra individui a seconda di fattori come l'età, il sesso, la composizione corporea e la genetica. Gli atleti con una maggiore massa muscolare tendono ad avere un metabolismo basale più elevato, poiché il tessuto muscolare richiede più energia per il suo mantenimento rispetto al tessuto adiposo. Questo significa che aumentare la massa muscolare può aiutare a bruciare più calorie anche a riposo, facilitando la perdita di grasso e la gestione del peso.

Metabolismo e Consumo Energetico Durante l'Esercizio

Durante l'allenamento, il corpo utilizza principalmente carboidrati e grassi come fonte di energia. La capacità di utilizzare in modo efficiente queste fonti energetiche è essenziale per il bodybuilding. Un allenamento efficace richiede un'ottimizzazione del metabolismo energetico, che può essere migliorata attraverso l'addestramento e la nutrizione adeguata.

Vediamo quali sono le cause di un metabolismo non efficiente

CAUSA	SOLUZIONE
Mangi poche calorie	Aumenta settimanalmente le calorie che assumi fino ad arrivare alla tua vera normocalorica.
Sei poco attivo	Aumenta l'attività fisica giornaliera (es. NEAT).
Segui la dieta ipocalorica ma il peso stalla	Dopo 4 settimane che il peso non scende più, introduci 1-2 settimane di break diet per poi riprendere la dieta. In alternativa, se sei poco attivo aumenta la spesa energetica svolgendo esercizio fisico.
Non ti rendi conto di quanto mangi	Tieni un diario alimentare o registra per due settimane quanto mangi su un'app contacalorie per diventare più consapevole e avere una base di partenza.
Ti alleni troppo, dormi poco e male, sei molto stressato	Riduci la frequenza degli allenamenti o di altri fattori stressanti, dormi di più in modo da abbassare i livelli di stress e far sì che l'organismo risponda meglio agli stimoli forniti.
Dieta inadeguata	Assicurati di non mangiare troppo e di avere un adeguato apporto di ciascun macronutriente, senza eliminare alimenti.

Nutrizione per Ottimizzare il Metabolismo

Una dieta equilibrata che fornisca un mix adeguato di carboidrati, proteine e grassi è fondamentale per ottimizzare il metabolismo. I carboidrati sono cruciali per rifornire le scorte di glicogeno muscolare, mentre le proteine sono essenziali per la riparazione e la crescita muscolare. I grassi sani contribuiscono alla salute ormonale e forniscono una fonte di energia a lunga durata.

Supplementazione e Metabolismo

Certuni integratori possono influenzare positivamente il metabolismo. Per esempio, la caffeina può aumentare il dispendio energetico e migliorare la mobilitazione dei grassi. Altri integratori, come quelli a base di tè verde, possono avere effetti termogenici che stimolano ulteriormente il metabolismo.

Monitoraggio e Adattamento

Gli atleti di bodybuilding dovrebbero monitorare regolarmente il proprio metabolismo e le risposte del corpo all'allenamento e alla nutrizione. Questo include la valutazione dei livelli di energia, la composizione corporea e i progressi dell'allenamento. Adattare la dieta e l'allenamento in base a queste informazioni può aiutare a massimizzare il metabolismo per una crescita muscolare ottimale e una riduzione efficace del grasso corporeo.

In conclusione, una comprensione profonda del metabolismo e la sua ottimizzazione attraverso l'alimentazione, l'allenamento e la supplementazione sono essenziali nel bodybuilding. Questa conoscenza consente agli atleti di sviluppare programmi personalizzati che supportano i loro obiettivi di costruzione muscolare e definizione. Proseguendo nel libro, il prossimo capitolo, punto 4.2, esplorerà gli integratori termogenici e il loro impatto sulla perdita di grasso, fornendo un approfondimento sulle strategie per migliorare la definizione muscolare.

4.2 Termogenici e loro Impatto sulla Perdita di Grasso

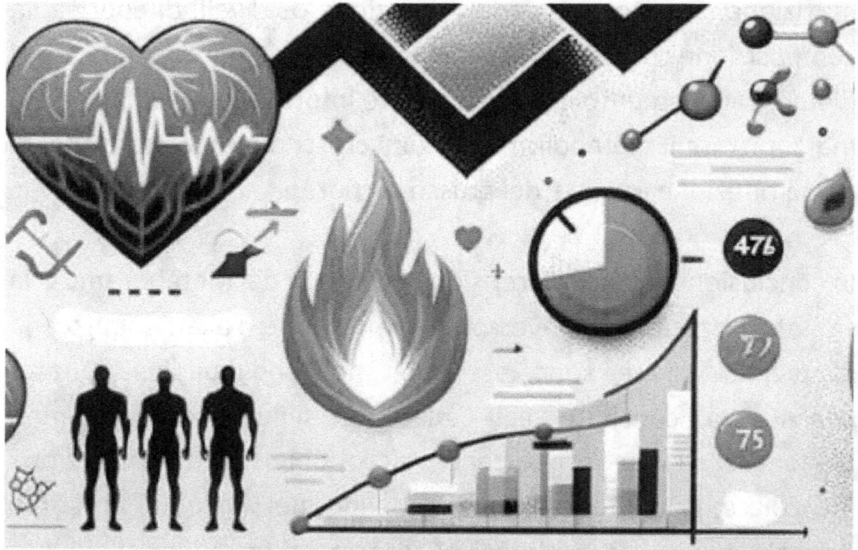

Gli integratori termogenici sono diventati un componente popolare nelle strategie di bodybuilding per la loro capacità di accelerare il metabolismo e favorire la perdita di grasso. Questo capitolo approfondisce il ruolo degli integratori termogenici nel bodybuilding, esaminando come possono essere utilizzati per migliorare la definizione muscolare e quali sono le considerazioni importanti da tenere in mente.

Cosa sono gli Integratori Termogenici?

Gli integratori termogenici contengono una combinazione di ingredienti che mirano ad aumentare il dispendio calorico del corpo. Questo è ottenuto attraverso un processo noto come termogenesi, che è la produzione di calore nel corpo. Gli ingredienti comuni in questi integratori includono caffeina, estratti di tè verde, capsaicina (trovata nei peperoncini), e altri composti naturali che stimolano il metabolismo.

Come Funzionano i Termogenici?

I termogenici agiscono aumentando la frequenza cardiaca e il metabolismo, che a sua volta può portare a un aumento del consumo di calorie e alla mobilitazione dei grassi immagazzinati nel corpo. Questo può essere particolarmente utile nelle fasi di definizione muscolare nel bodybuilding, dove l'obiettivo è ridurre il grasso corporeo mantenendo la massa muscolare magra.

Benefici dei Termogenici per il Bodybuilding

Nel contesto del bodybuilding, i termogenici possono aiutare a:

Accelerare la perdita di grasso: Migliorando il metabolismo, i termogenici possono aiutare a bruciare i grassi più efficacemente. Aumentare l'energia: Molti termogenici contengono stimolanti che possono aumentare i livelli di energia, rendendo più efficaci gli allenamenti.

Migliorare la concentrazione: Alcuni ingredienti nei termogenici possono avere effetti benefici sulla concentrazione mentale, che può essere utile durante allenamenti intensi.

Considerazioni sull'Uso dei Termogenici

Mentre i termogenici possono offrire benefici significativi, è importante usarli con cautela:

Monitorare la reazione del corpo: Ogni individuo può reagire diversamente agli stimolanti presenti nei termogenici. È fondamentale monitorare qualsiasi effetto collaterale, come insonnia, nervosismo o aumento della frequenza cardiaca.

Evitare il sovradosaggio: Seguire le indicazioni di dosaggio è cruciale per evitare effetti collaterali negativi. Un sovradosaggio di stimolanti può essere pericoloso per la salute.

Integrare con una dieta appropriata: I termogenici non dovrebbero sostituire una dieta equilibrata e un programma di allenamento. Devono essere utilizzati come parte di un approccio olistico al bodybuilding.

Integrazione a Lungo Termine e Sostenibilità

È anche importante considerare la sostenibilità a lungo termine dell'uso dei termogenici. Dipendere in modo eccessivo da questi integratori può portare a tolleranza e ridurre la loro efficacia nel tempo. Inoltre, la gestione del peso e la definizione muscolare dovrebbero sempre essere affrontate con un approccio equilibrato che include dieta, esercizio fisico e riposo adeguato.

In conclusione, gli integratori termogenici possono essere un aiuto utile nel raggiungere una maggiore definizione muscolare nel bodybuilding, ma dovrebbero essere utilizzati con attenzione e in combinazione con altre pratiche salutari. Il prossimo argomento, trattato nel punto 4.3, esplorerà gli integratori di CLA e altri acidi grassi, analizzando come possono supportare la perdita di grasso e la salute generale nel contesto del bodybuilding.

4.3 CLA e Altri Integratori di Acidi Grassi per la Perdita di Grasso

Nel contesto del bodybuilding, la gestione del grasso corporeo è essenziale per ottenere una definizione muscolare ottimale. Gli acidi grassi, in particolare l'acido linoleico coniugato (CLA) e gli omega-3, hanno guadagnato popolarità come integratori utili per la perdita di grasso e il supporto alla salute generale. Questo capitolo esplora il ruolo di questi acidi grassi nel bodybuilding, il loro meccanismo d'azione e le strategie per integrarli nella dieta.

Acido Linoleico Coniugato (CLA)
Il CLA è un tipo di acido grasso polinsaturo naturale che si trova in alimenti come la carne di manzo e i prodotti lattiero-caseari. È diventato un integratore popolare nel bodybuilding per la sua presunta capacità di aiutare nella perdita di grasso corporeo e nel miglioramento della composizione corporea.

Effetti del CLA sulla Perdita di Grasso: Studi hanno mostrato che il CLA può aiutare a ridurre il grasso corporeo aumentando il metabolismo, riducendo l'appetito e stimolando la degradazione dei grassi. Tuttavia, gli effetti possono variare e non sono sempre consistenti tra gli individui.

CLA e Mantenimento della Massa Muscolare: Il CLA è particolarmente interessante nel bodybuilding perché può aiutare a ridurre il grasso corporeo mantenendo la massa muscolare magra, che è cruciale durante le fasi di cutting.

Omega-3 e Salute Generale
Gli acidi grassi omega-3, trovati in fonti come il pesce, l'olio di pesce e alcuni semi, sono noti per i loro numerosi benefici per la salute, inclusa la salute cardiovascolare, il supporto alla funzione cerebrale e l'azione antinfiammatoria.

Omega-3 e Metabolismo del Grasso: Gli omega-3 possono

influenzare il metabolismo dei grassi nel corpo, migliorando l'ossidazione dei grassi e potenzialmente aiutando nella riduzione del grasso corporeo.

Omega-3 e Recupero Muscolare: La loro azione antinfiammatoria può aiutare nel recupero muscolare dopo l'allenamento, riducendo il dolore e migliorando il processo di guarigione.

Integrazione di CLA e Omega-3

L'integrazione di CLA e omega-3 può essere un'aggiunta utile alla dieta di un bodybuilder, ma deve essere equilibrata e combinata con una dieta sana e un programma di allenamento.

Dosaggio e Tempistica: Come per qualsiasi integratore, il dosaggio e la tempistica sono importanti. Il CLA e gli omega-3 dovrebbero essere assunti secondo le linee guida di dosaggio e, idealmente, come parte di un pasto per migliorare l'assorbimento.

Qualità degli Integratori: La scelta di integratori di alta qualità è fondamentale. È importante cercare prodotti che siano puri, privi di contaminanti e prodotti in modo sostenibile.

Considerazioni sulla Sicurezza

Anche se il CLA e gli omega-3 sono generalmente considerati sicuri, è importante monitorare la risposta del corpo e qualsiasi potenziale interazione con altri integratori o farmaci. Inoltre, la consultazione con un professionista della salute può fornire ulteriori indicazioni sull'uso appropriato di questi integratori.

In conclusione, il CLA e gli omega-3 possono essere integratori preziosi nel regime di un bodybuilder, offrendo potenziali benefici nella riduzione del grasso corporeo e nel supporto alla salute generale. Tuttavia, il loro uso dovrebbe essere considerato come parte di un approccio nutrizionale più ampio che include una dieta equilibrata e un programma di allenamento regolare. Procedendo nel libro, il prossimo argomento, trattato nel punto 4.4, esaminerà l'uso di diuretici naturali e la loro applicazione nel bodybuilding per migliorare la definizione muscolare.

4.4 Diuretici Naturali e la Loro Applicazione nel Bodybuilding

Nel bodybuilding, l'aspetto fisico e la definizione muscolare sono tanto importanti quanto la forza e la dimensione dei muscoli. Uno degli approcci per migliorare la definizione muscolare è la riduzione della ritenzione idrica. In questo contesto, i diuretici naturali possono essere utilizzati per aiutare a eliminare l'eccesso di liquidi dal corpo. In questo capitolo, esploriamo l'uso dei diuretici naturali nel bodybuilding, i loro benefici, potenziali rischi e come possono essere utilizzati in modo responsabile.

Cosa sono i Diuretici Naturali?

I diuretici sono sostanze che aumentano la produzione di urina, aiutando il corpo a espellere acqua e sali. Mentre alcuni diuretici sono farmaci prescritti, esistono anche diuretici naturali che possono essere trovati in alimenti e erbe. Questi includono alimenti come l'anguria, l'asparago, il prezzemolo, e bevande come il tè verde e il caffè.

Uso dei Diuretici nel Bodybuilding

Nel bodybuilding, i diuretici naturali sono spesso utilizzati nelle fasi di preparazione per una competizione, quando gli atleti cercano di ridurre al minimo la ritenzione idrica per migliorare la visibilità e la definizione dei muscoli.

Questo può essere particolarmente utile per presentare un fisico più scolpito e definito sul palco.

Benefici dei Diuretici Naturali

Riduzione della Ritenzione Idrica: I diuretici naturali possono aiutare a eliminare l'eccesso di liquidi, riducendo il gonfiore e migliorando la definizione muscolare.

Sostegno alla Perdita di Peso: Anche se l'effetto è temporaneo, la riduzione dei liquidi può aiutare a diminuire il peso corporeo, che può essere utile prima di una competizione.

Detossificazione: L'aumento della produzione di urina può aiutare a eliminare le tossine dal corpo.

Potenziali Rischi e Precauzioni

L'uso di diuretici, anche quelli naturali, non è privo di rischi e deve essere gestito con cautela:

Disidratazione: Un uso eccessivo di diuretici può portare a disidratazione, che può avere effetti negativi sulla salute e sulle prestazioni.

Squilibri Elettrolitici: La perdita eccessiva di liquidi può disturbare l'equilibrio degli elettroliti nel corpo, che è cruciale per la funzione muscolare e cardiaca.

Uso Responsabile: È importante utilizzare i diuretici naturali in modo responsabile, idealmente sotto la supervisione di un professionista sanitario, specialmente quando si preparano per una competizione.

Integrazione con la Dieta e l'Allenamento

L'uso di diuretici dovrebbe essere considerato solo come un complemento a una dieta equilibrata e un programma di allenamento ben pianificato. È essenziale mantenere un adeguato apporto di nutrienti e idratazione per supportare la salute generale e la performance.

Alternativa alla Medicazione Farmaceutica

I diuretici naturali offrono un'alternativa più sicura e meno aggressiva ai diuretici farmaceutici, che possono avere effetti collaterali significativi e sono spesso vietati nelle competizioni.

In conclusione, i diuretici naturali possono essere uno strumento utile nel bodybuilding per migliorare la definizione muscolare. Tuttavia, il loro uso richiede un approccio cauto e ben informato. Nel prossimo capitolo, punto 4.5, esamineremo come integrare in modo equilibrato dieta e integratori per massimizzare i programmi di allenamento e nutrizione, garantendo una gestione sicura e efficace del peso e della composizione corporea.

4.5 Integrare Dieta e Integratori per Massimizzare i Programmi di Allenamento e Nutrizione

Nel bodybuilding, l'efficacia di un programma di allenamento è strettamente legata alla qualità della dieta e all'uso strategico degli integratori. Questo capitolo discute come integrare correttamente dieta e integratori per ottenere i migliori risultati in termini di forza, massa muscolare, definizione e salute generale.

Equilibrio tra Dieta e Integrazione

Bilancio Macronutrienti: Una dieta ben bilanciata, che fornisce un adeguato equilibrio di carboidrati, proteine e grassi, è fondamentale. Gli integratori non dovrebbero mai sostituire i cibi integrali, ma piuttosto completarli, specialmente quando si tratta di soddisfare specifiche esigenze nutrizionali o di migliorare certi aspetti della performance.

Complementarietà degli Integratori: Gli integratori possono aiutare a colmare le lacune nutrizionali, migliorare il recupero, aumentare l'energia durante l'allenamento e supportare la crescita muscolare. Ad esempio, gli integratori proteici possono aiutare a raggiungere gli obiettivi di apporto proteico, mentre gli EAA possono supportare il recupero muscolare.

Tempistica dell'Assunzione

Pre-Allenamento: L'assunzione di certi integratori prima dell'allenamento, come la caffeina o i booster di ossido nitrico, può aumentare i livelli di energia e la resistenza, permettendo un allenamento più intenso.

Post-Allenamento: Dopo l'allenamento, il corpo necessita di nutrienti per il recupero e la riparazione muscolare. Integratori come le proteine del siero di latte o i carboidrati possono aiutare a ripristinare i livelli di glicogeno e accelerare la sintesi proteica muscolare.

Monitoraggio e Aggiustamenti

Adattamento alle Fasi di Allenamento: La dieta e l'integrazione dovrebbero essere adattate in base alle diverse fasi dell'allenamento, come le fasi di bulking o cutting. Durante il bulking, l'enfasi può essere posta su un maggiore apporto calorico e proteico, mentre nel cutting, il focus può spostarsi sulla riduzione delle calorie e sull'aumento degli integratori termogenici.

Valutazione Regolare: È importante valutare regolarmente gli effetti di dieta e integratori sul corpo, attraverso il monitoraggio della composizione corporea, dei livelli di energia e della performance.

Considerazioni sulla Sicurezza e la Salute

Evitare Eccessi: Sia nella dieta che nell'integrazione, è fondamentale evitare gli eccessi. Un sovraccarico di proteine o stimolanti, ad esempio, può avere effetti negativi sulla salute.

Ascoltare il Proprio Corpo: Ogni atleta è unico, e ciò che funziona per uno potrebbe non essere efficace per un altro. Ascoltare il proprio corpo e adattare la dieta e l'integrazione di conseguenza è essenziale.

Collaborazione con Professionisti

Per ottimizzare l'integrazione di dieta e integratori, può essere utile collaborare con nutrizionisti sportivi o allenatori qualificati. Essi possono fornire consigli personalizzati e aiutare a navigare tra le molteplici opzioni disponibili.

In conclusione, un approccio integrato che combina una dieta equilibrata con l'uso strategico degli integratori è fondamentale per il successo nel bodybuilding. La chiave è trovare il giusto equilibrio e personalizzare il regime alimentare e di integrazione per soddisfare le esigenze individuali, gli obiettivi specifici e le fasi di allenamento. Questo approccio olistico alla nutrizione e all'integrazione è essenziale per massimizzare la performance, migliorare la salute generale e raggiungere risultati ottimali nel bodybuilding.

CAPITOLO 5: ENERGIA E RESISTENZA NELL' ENDURANCE

5.1 Carboidrati e Gestione dell'Energia

Nel contesto sportivo, specialmente nel bodybuilding e negli sport di resistenza, la gestione dell'energia è fondamentale per la performance atletica. I carboidrati giocano un ruolo cruciale in questa gestione, essendo la principale fonte di energia per il corpo durante gli esercizi ad alta intensità. In questo capitolo, esploriamo l'importanza dei carboidrati nella dieta degli atleti, come influenzano l'energia e la performance, e come possono essere integrati efficacemente per massimizzare i risultati.

Importanza dei Carboidrati per gli Atleti

Fonte Primaria di Energia: I carboidrati sono la fonte di energia più rapida e efficiente per gli esercizi ad alta intensità. Durante l'allenamento, i carboidrati immagazzinati sotto forma di glicogeno nei muscoli e nel fegato vengono convertiti in glucosio, che viene utilizzato per produrre ATP (adenosina trifosfato), la principale molecola energetica.

Sostegno alla Performance: Un adeguato apporto di carboidrati garantisce che gli atleti abbiano l'energia necessaria per sostenere l'allenamento intenso e competere al massimo delle loro capacità.

Gestione dei Carboidrati nella Dieta

Quantità e Qualità: La quantità e il tipo di carboidrati consumati devono essere attentamente gestiti. Carboidrati complessi come cereali integrali, legumi e verdure dovrebbero costituire la maggior parte dell'apporto, mentre i carboidrati semplici possono essere utilizzati strategicamente intorno agli allenamenti per un rapido rifornimento energetico.

Vediamo un esempio di quanti carboidrati assumere negli sportivi e sedentari:

	Sedentario	Sportivo
Uomo	2.5 – 4 g/kg	4 – 7 g/kg
Donna	2 – 3.5 g/kg	3.5 – 6 g/kg

Tempistica dell'Assunzione: Consumare carboidrati prima dell'allenamento può fornire energia immediata, mentre l'assunzione post-allenamento è cruciale per ripristinare le scorte di glicogeno e supportare il recupero.

Ciclizzazione dei carboidrati

Dato che per ottenere un risultato serve tempo, cerca la strategia che più soddisfa le tue esigenze e che ti permette di risultare costante nel lungo periodo: la carb cycling è una possibilità per ottenere risultati. Vediamo come possiamo impostare le varie fasi di questo protocollo

Esempio di come ciclizzare i carboidrati (carb cycling)

1. Imposta il quantitativo di **calorie**

2. Stabilisci la quantità di ciascun **macronutriente**

3. **Differenzia** i giorni:

giorno ON	↑ carboidrati	+ 50 / 100 g		↓ grassi
giorno OFF	↓ carboidrati			↑ grassi

Come impostare la ciclizzazione dei carboidrati

GIORNO	ON	OFF
Allenamento	Si	No
Carboidrati	Alti (+50-100 g)	Medio-bassi
Grassi	Bassi	Medio-alti
Proteine	1,6-2,2 g/kg peso corporeo (se normo/ipercalorica) Quantità anche superiori in ipocalorica	1,6-2,2 g/kg peso corporeo (se normo/ipercalorica) Quantità anche superiori in ipocalorica

Carboidrati e Allenamento di Resistenza

Nello specifico degli sport di resistenza, come la corsa a lunga distanza o il ciclismo, i carboidrati sono essenziali per mantenere i livelli di energia durante l'esercizio prolungato. Gli atleti di resistenza possono beneficiare di un alto apporto di carboidrati per massimizzare le scorte di glicogeno.

Carboidrati e Bodybuilding

Nel bodybuilding, i carboidrati sono importanti non solo per l'energia ma anche per la sintesi proteica e il supporto al volume muscolare. Durante la fase di bulking, un aumento dell'apporto di carboidrati può supportare l'energia per allenamenti intensi e contribuire alla crescita muscolare.

integrazione di Carboidrati

Integratori Energetici: Gli integratori a base di carboidrati, come gel energetici o bevande sportive, possono essere utilizzati durante l'allenamento o le competizioni per un rapido rifornimento energetico.

Personalizzazione dell'Assunzione: La quantità e il tipo di carboidrati dovrebbero essere personalizzati in base al tipo di sport, alla durata dell'allenamento, al peso corporeo e agli obiettivi specifici dell'atleta.

Considerazioni sulla Salute

Mentre i carboidrati sono essenziali per gli atleti, è importante mantenere un equilibrio nutrizionale. Un consumo eccessivo può portare a un aumento del grasso corporeo, mentre un consumo insufficiente può compromettere la performance e il recupero.

In conclusione, i carboidrati sono un componente chiave nella gestione dell'energia per gli atleti. Una comprensione approfondita di come gestire i carboidrati nella dieta e attraverso l'integrazione può aiutare gli atleti a massimizzare la loro performance e il recupero. Il prossimo capitolo, punto 5.2, esplorerà ulteriormente la beta-alanina e la resistenza muscolare, discutendo come gli atleti possono utilizzare questo integratore per migliorare la loro capacità di esercizio ad alta intensità.

5.2 Beta-Alanina e Resistenza Muscolare

La beta-alanina è diventata un integratore chiave nel mondo dello sport, apprezzata per la sua capacità di migliorare la resistenza muscolare e la performance complessiva. Questo capitolo si concentra su come la beta-alanina funziona nel corpo degli atleti, i suoi benefici per la resistenza muscolare e le strategie per un'integrazione efficace.

Cos'è la Beta-Alanina?

La beta-alanina è un aminoacido non essenziale che, all'interno del corpo, si combina con l'istidina per formare la carnosina. La carnosina è immagazzinata nei muscoli e agisce come un tampone contro l'accumulo di acido lattico, che è una causa comune di affaticamento muscolare durante l'esercizio ad alta intensità.

Benefici della Beta-Alanina per la Performance

Riduzione dell'Affaticamento Muscolare: L'accumulo di carnosina nei muscoli può ritardare l'insorgenza della fatica muscolare, consentendo agli atleti di esercitarsi a un'intensità più elevata per periodi più lunghi.

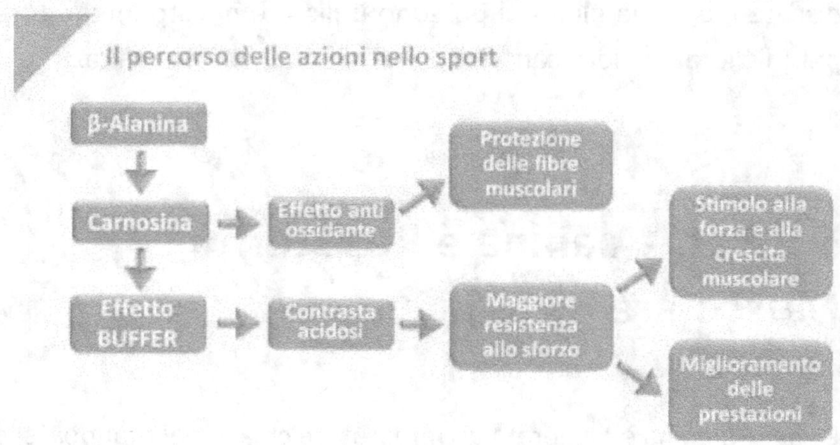

Miglioramento della Resistenza Muscolare: Attraverso la riduzione dell'acidità nei muscoli durante l'allenamento, la beta-alanina può migliorare significativamente la resistenza muscolare, che è particolarmente utile in sport che richiedono sforzi ad alta intensità.

Dosaggio e Tempistica dell'Integrazione

Fase di Caricamento: La beta-alanina è spesso assunta in una fase di caricamento, dove si consuma una dose più alta per alcuni giorni o settimane per aumentare i livelli di carnosina muscolare.

Mantenimento: Dopo la fase di caricamento, una dose di mantenimento più bassa può essere utilizzata per sostenere i livelli di carnosina.

Strategie per l'Integrazione di Beta-Alanina

Integrazione Pre-Allenamento: Assumere beta-alanina prima dell'allenamento può essere utile per massimizzare i benefici della resistenza muscolare durante l'esercizio.

Combinazione con Altri Integratori: La beta-alanina può essere combinata con altri integratori, come la creatina, per potenziare ulteriormente la performance atletica.

Potenziali Effetti Collaterali e Come Gestirli

Parestesia: Un effetto collaterale comune della beta-alanina è la parestesia, una sensazione di formicolio sulla pelle. Questo può essere mitigato dividendo la dose giornaliera in più assunzioni più piccole.

Monitoraggio del Corpo: È importante monitorare la reazione del proprio corpo e regolare il dosaggio se necessario.

Impatto a Lungo Termine

Benefici Sostenuti: L'uso regolare di beta-alanina può portare a miglioramenti sostenuti nella resistenza muscolare e nella performance complessiva.

Importanza della Consistenza: Per ottenere i massimi benefici, è importante mantenere un regime di integrazione costante.

Integrare Beta-Alanina con Dieta e Allenamento

L'integrazione di beta-alanina dovrebbe essere considerata come parte di un approccio nutrizionale e di allenamento olistico. Mentre gli integratori possono offrire benefici significativi, non possono sostituire una dieta equilibrata e un programma di allenamento ben pianificato.

In conclusione, la beta-alanina è un integratore efficace per migliorare la resistenza muscolare e la performance atletica. Con un approccio di integrazione ben pianificato e la considerazione dei potenziali effetti collaterali, può essere un prezioso alleato per gli atleti. Il prossimo capitolo, punto 5.3, esaminerà ulteriormente gli integratori per l'energia e la resistenza, concentrandosi su come possono essere utilizzati per migliorare la performance atletica in una varietà di sport.

5.3 Strategie di integrazione per gare di maratona e ciclismo:

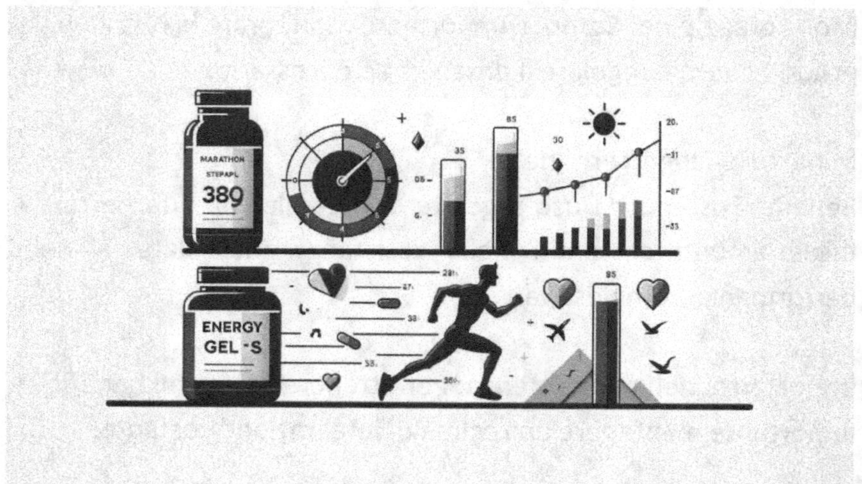

L'uso strategico degli integratori prima, durante e dopo le gare di maratona e ciclismo può avere un impatto significativo sulla performance atletica e sul recupero. In questo segmento, esploriamo come gli atleti di endurance possono ottimizzare l'uso degli integratori in queste tre fasi critiche.

Integrazione Prima della Gara
Caricamento di Carboidrati: Nei giorni che precedono una

maratona o una gara di ciclismo, è consigliabile aumentare l'assunzione di carboidrati per massimizzare le riserve di glicogeno. Gli integratori a base di carboidrati come bevande o gel possono essere utili in questa fase.

Supplementazione pre-maratona

Possibili integratori utili:

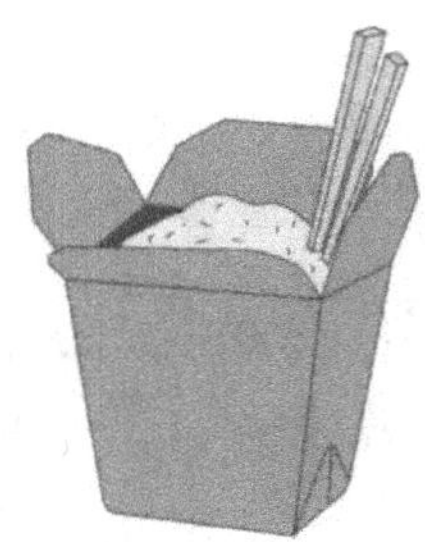

* Maltodestrine
* Creatina
* Caffeina
* (Multivitaminici)

ATTENZIONE:
L'assunzione di multivitaminici, così come di maltodestrine, creatina e caffeina, vanno accuratamente valutati caso per caso

Caffeina: Assumere caffeina circa 30-60 minuti prima dell'inizio della gara può migliorare la concentrazione e ridurre la percezione della fatica. La dose dovrebbe essere personalizzata in base alla tolleranza individuale.

Idratazione e Elettroliti: Assicurarsi un'adeguata idratazione e un buon bilancio di elettroliti è fondamentale. Integratori di elettroliti possono essere utili, specialmente in condizioni calde o umide.

Integrazione Durante la Gara

Rifornimento di Carboidrati: Durante la maratona o la gara di ciclismo, è essenziale continuare a rifornire il corpo con carboidrati. Gli integratori in forma di gel, barrette o bevande energetiche possono fornire un rilascio costante di energia.

Idratazione Continua: Mantenere l'idratazione è cruciale. Le bevande sportive con elettroliti e carboidrati possono offrire sia idratazione che energia.

Gestione della Fatica e Crampi: Integratori contenenti magnesio o potassio possono aiutare a prevenire crampi. Inoltre, prodotti contenenti EAA possono aiutare a ridurre la fatica muscolare.

Integrazione Post-Gara
Recupero Proteico: Dopo la gara, è importante consumare proteine per aiutare nella riparazione e nel recupero muscolare. Integratori proteici o frullati possono essere una soluzione pratica.

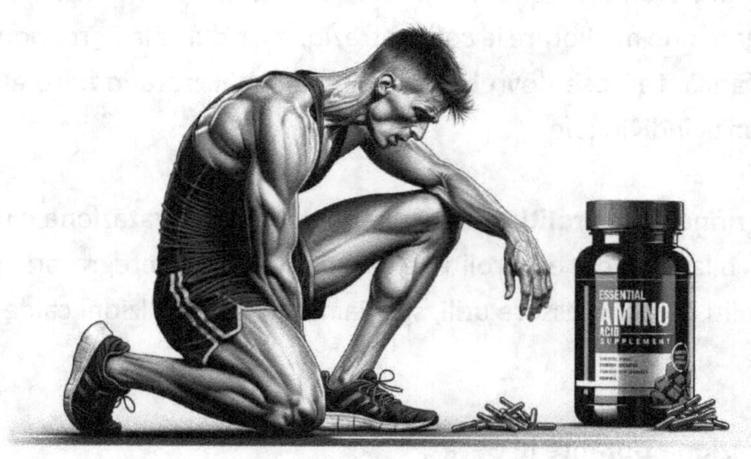

Reidratazione e Reintegrazione di Elettroliti: Il recupero dell'idratazione e degli elettroliti persi è vitale. Bevande con elettroliti o integratori specifici possono essere utili.

Antiossidanti e Anti-Infiammatori: Integratori con proprietà antiossidanti e antinfiammatorie, come la vitamina C, omega-3 o curcumina, possono supportare la riduzione dell'infiammazione post-gara e accelerare il recupero.

Strategie Personalizzate

Prove in Allenamento: È importante testare qualsiasi strategia di integrazione durante l'allenamento per vedere come il corpo reagisce. Quello che funziona per un atleta potrebbe non essere adatto per un altro.

Adattamento alle Condizioni di Gara: La strategia di integrazione potrebbe dover essere adattata in base alle condizioni della gara, come il clima, l'umidità e la durata.

Continuando l'analisi sull'uso degli integratori in relazione agli sport di endurance come maratona e ciclismo, è essenziale comprendere ulteriormente l'importanza di un approccio olistico che integri correttamente alimentazione, integrazione e riposo.

Integrazione Durante l'Allenamento

Simulazione delle Condizioni di Gara: Durante l'allenamento, è utile simulare le strategie di integrazione che saranno usate in gara. Questo aiuta a determinare quale combinazione di carboidrati, elettroliti e fluidi funziona meglio per il singolo atleta.

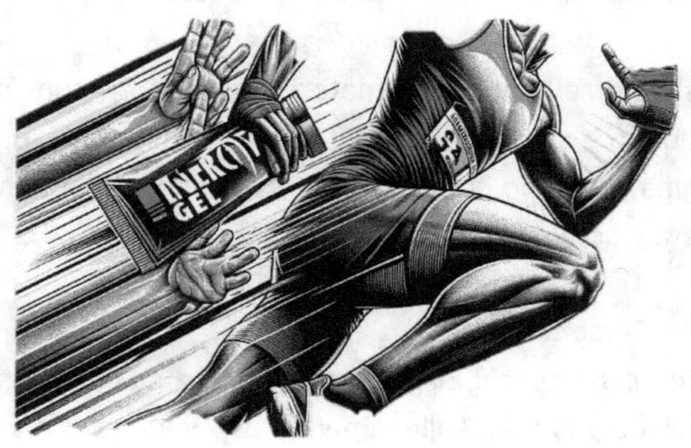

Ripristino dei Nutrienti: Gli allenamenti prolungati consumano significative quantità di glicogeno muscolare. L'uso di integratori a base di carboidrati durante le sessioni di allenamento lunghe può aiutare a mantenere l'energia e ritardare la fatica.

Considerazioni Ambientali

Adattamento al Clima: In condizioni calde e umide, gli atleti devono porre maggiore attenzione all'idratazione e all'apporto di elettroliti. Gli integratori di sali elettrolitici possono prevenire squilibri che portano a crampi o esaurimento.

Alimentazione Flessibile: La flessibilità nella scelta degli integratori è essenziale per adattarsi a varie condizioni ambientali e di gara. Gli atleti dovrebbero essere pronti a modificare le loro scelte in base alle necessità del momento.

Post-Allenamento e Recupero

Finestra Anabolica: Dopo l'allenamento, c'è una "finestra" in cui il corpo è particolarmente recettivo al recupero dei nutrienti.

L'assunzione di un mix di carboidrati e proteine entro 30 minuti dall'esercizio può ottimizzare la riparazione muscolare e il rifornimento di glicogeno.

Riposo e Recupero: Oltre all'integrazione, il riposo gioca un ruolo fondamentale nel recupero. Una qualità del sonno adeguata è essenziale per il recupero muscolare e la preparazione per le sessioni di allenamento successive.

Conclusione

La chiave per un uso efficace degli integratori in maratona e ciclismo risiede nella comprensione che non esiste una soluzione "taglia unica". L'approccio migliore è individualizzato, basato su prove durante l'allenamento e adattato alle esigenze e alle reazioni personali. Gli atleti dovrebbero lavorare con allenatori e nutrizionisti per sviluppare un piano di integrazione che complementi il loro regime di allenamento e di gara. Con la giusta combinazione di alimentazione, integrazione e riposo, gli atleti possono ottimizzare la loro performance e migliorare la loro capacità di recupero in sport di endurance.

5.4 Importanza dell'Idratazione e Integrazione Idro-elettrolitica

L'idratazione è un fattore critico nella performance sportiva, particolarmente negli sport di endurance come la corsa e il ciclismo. Una corretta idratazione non solo impatta direttamente sulla performance atletica, ma è anche essenziale per la salute generale. In questo capitolo, esploriamo l'importanza dell'idratazione e dell'integrazione idroelettrolitica, delineando come gli atleti possono gestire efficacemente l'equilibrio dei fluidi e degli elettroliti per massimizzare la performance e prevenire problemi come la disidratazione e gli squilibri elettrolitici.

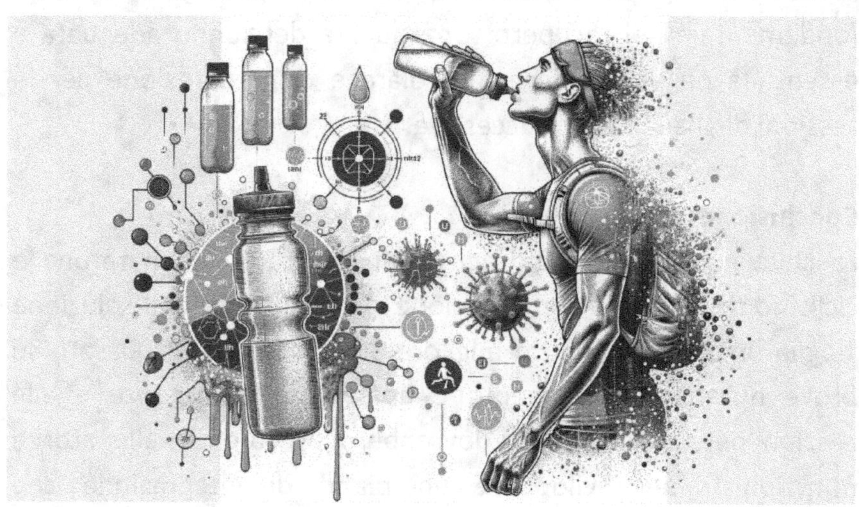

L'Importanza dell'Idratazione nell'Attività Fisica

Regolazione della Temperatura Corporea: Durante l'esercizio fisico, il corpo produce una grande quantità di calore. L'idratazione adeguata aiuta a regolare la temperatura corporea attraverso la sudorazione, prevenendo il surriscaldamento.

Funzione Muscolare e Articolare: I liquidi sono vitali per la funzione muscolare e articolare. La disidratazione può portare a crampi, affaticamento muscolare e diminuzione delle prestazioni.

Trasporto di Nutrienti e Rifiuti: Un'adeguata idratazione facilita il trasporto di nutrienti essenziali alle cellule e l'eliminazione dei prodotti di scarto dal corpo.

Integrazione Idroelettrolitica

Bilancio Elettrolitico: Gli elettroliti come sodio, potassio, calcio e magnesio sono cruciali per molte funzioni corporee, inclusa la trasmissione degli impulsi nervosi e la contrazione muscolare. Durante l'esercizio prolungato, gli atleti perdono elettroliti attraverso il sudore, rendendo necessaria la loro reintegrazione.

Integratori di Elettroliti: Integratori specifici, bevande sportive o alimenti ricchi di elettroliti possono aiutare a mantenere l'equilibrio elettrolitico, specialmente in eventi di endurance o in condizioni di caldo estremo.

Strategie di Idratazione per Atleti

Prima dell'Esercizio: Un'adeguata idratazione prima dell'attività fisica è essenziale. Bere fluidi con elettroliti può preparare il corpo all'esercizio, specialmente in condizioni calde.

Durante l'Esercizio: Gli atleti dovrebbero bere regolarmente durante l'allenamento o la competizione. La quantità e la frequenza dipenderanno dall'intensità dell'esercizio, dalla durata, dalle condizioni climatiche e dalle caratteristiche individuali.

Dopo l'Esercizio: Il recupero dell'idratazione post-esercizio è essenziale, specialmente dopo l'allenamento o la competizione in condizioni di caldo o per periodi prolungati.

Monitoraggio e Personalizzazione dell'Idratazione

Valutazione Individuale: Gli atleti possono valutare la loro idratazione attraverso indicatori come il colore dell'urina, il peso corporeo prima e dopo l'esercizio e la sete.

Personalizzazione: Ogni atleta ha esigenze uniche di idratazione. La personalizzazione dell'idratazione e dell'integrazione idroelettrolitica in base alle proprie esigenze, al tipo di sport e all'ambiente è fondamentale.

Conclusione

L'adeguata idratazione e la gestione degli elettroliti sono essenziali per la salute, la sicurezza e la performance ottimale degli atleti. Una comprensione approfondita e una gestione attenta dell'idratazione e dell'equilibrio elettrolitico possono fare una grande differenza nelle prestazioni sportive, specialmente in sport di endurance. endurance, fornendo linee guida su come prepararsi efficacemente per le competizioni.

CAPITOLO 6: INTEGRATORI E RECUPERO

6.1 Importanza del Recupero nell'Allenamento

Il recupero è un aspetto fondamentale dell'allenamento sportivo, spesso sottovalutato ma essenziale per ottenere miglioramenti nella performance e prevenire infortuni. Questo capitolo esplora la necessità di un recupero efficace, le strategie per ottimizzarlo e il ruolo degli integratori nel supportare questo processo. Un approccio ben pianificato al recupero può significativamente migliorare la capacità di un atleta di allenarsi in modo efficace e sostenibile.

Perché il Recupero è Cruciale

Riparazione Muscolare: L'allenamento, soprattutto quello ad alta intensità, causa microlesioni nei muscoli. Il recupero permette al corpo di riparare queste lesioni, risultando in una crescita muscolare e un aumento della forza.

Ripristino delle Riserve Energetiche: L'esercizio fisico consuma le riserve di glicogeno muscolare. Un adeguato recupero assicura che queste riserve vengano ricostituite, essenziale per la performance nei successivi allenamenti o competizioni.

Prevenzione di Sovrallenamento e Infortuni: Il riposo impedisce lo stato di sovrallenamento, che può portare a fatica cronica, diminuzione delle prestazioni e rischio di infortuni.

Strategie di Recupero

Riposo Attivo e Sonno: Il riposo attivo (esercizi a bassa intensità) e un sonno di qualità sono fondamentali per un recupero efficace. Il sonno, in particolare, è un periodo in cui avvengono molte delle funzioni di riparazione e recupero del corpo.

Nutrizione e Idratazione: Una dieta equilibrata ricca di proteine, carboidrati, grassi sani e micronutrienti supporta la riparazione muscolare e il rifornimento energetico. L'idratazione è altrettanto importante per mantenere l'equilibrio dei fluidi e favorire le funzioni metaboliche.

Strategie di Raffreddamento: Tecniche come stretching, massaggi, bagni di ghiaccio o terapia del calore possono aiutare a ridurre il dolore muscolare e accelerare il processo di recupero.

Ruolo degli Integratori nel Recupero

Proteine e Aminoacidi: Integratori come proteine del siero di latte o BCAA (aminoacidi a catena ramificata) possono supportare la riparazione muscolare e ridurre il catabolismo muscolare.

Antiossidanti e Anti-Infiammatori: Integratori con proprietà antiossidanti, come la vitamina C, E, o la curcumina, possono aiutare a ridurre lo stress ossidativo e l'infiammazione post-allenamento.

Integratori per il Sonno: Alcuni integratori, come la melatonina o il magnesio, possono migliorare la qualità del sonno, che è vitale per un recupero ottimale.

Monitoraggio e Personalizzazione del Recupero

Valutazione della Fatica e del Recupero: Gli atleti dovrebbero monitorare segnali come la fatica, il dolore muscolare e le performance per valutare l'efficacia delle loro strategie di recupero.

Adattamento alle Esigenze Individuali: Il recupero non è un approccio "taglia unica". Gli atleti dovrebbero personalizzare le loro strategie di recupero in base alle esigenze individuali, al tipo di sport e all'intensità dell'allenamento.

Conclusione

Un programma di allenamento efficace è incompleto senza una strategia di recupero adeguata. Il recupero non solo supporta miglioramenti nella performance, ma è anche essenziale per la salute generale e il benessere a lungo termine degli atleti. Nel prossimo capitolo, punto 6.2, esamineremo l'importanza di un'adeguata nutrizione pre-gara e come può essere utilizzata per massimizzare la performance in competizioni sportive.

6.2 Glutammina e Recupero Muscolare

La glutammina, uno degli aminoacidi più abbondanti nel corpo umano, svolge un ruolo cruciale nel recupero muscolare per gli atleti. Questo capitolo approfondisce il ruolo della glutammina nell'ambito sportivo, esaminando come può essere utilizzata per migliorare il recupero muscolare e ottimizzare la performance atletica.

Qui sotto un esempio di come potrebbe essere assunta la glutammina dopo un allenamento

SCOPO	QUANTITÀ	QUANDO?
Risintesi del glicogeno	8 g	Post-workout
Uso anticatabolico e generale	> 20 g/die	Post-workout o diviso in più dosi nel corso della giornata

Significato della Glutammina nel Recupero Muscolare

Ruolo nel Corpo: La glutammina è un aminoacido non essenziale che supporta molte funzioni vitali, inclusa la sintesi proteica, il bilancio dell'azoto, e il supporto al sistema immunitario.

Benefici per gli Atleti: Per gli atleti, la glutammina è particolarmente preziosa per la sua capacità di accelerare il recupero muscolare, ridurre il catabolismo proteico (la rottura del tessuto muscolare), e supportare il sistema immunitario, spesso stressato da allenamenti intensi.

Assunzione di Glutammina per il Recupero
Supplementazione Post-Allenamento: Assumere integratori di glutammina subito dopo l'allenamento può aiutare a ripristinare i livelli di glutammina che diminuiscono durante l'esercizio fisico intenso.

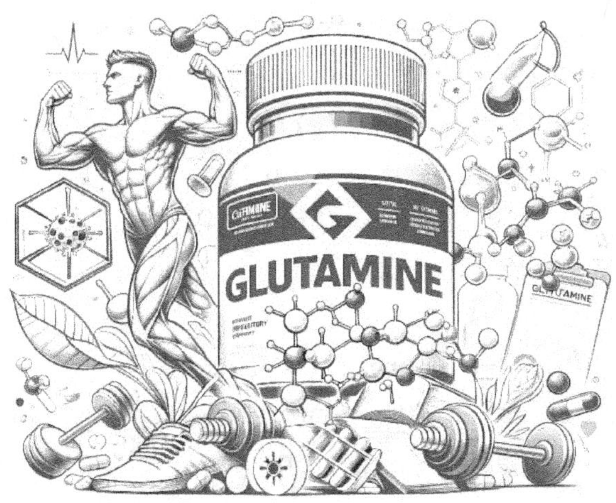

Dosaggio: La dose di glutammina raccomandata varia a seconda dell'intensità dell'esercizio fisico e delle esigenze individuali, ma generalmente si aggira intorno a 5-10 grammi al giorno.

Glutammina e Sistema Immunitario

Prevenzione dell'Immunosoppressione: Allenamenti intensi e prolungati possono sopprimere il sistema immunitario. La glutammina aiuta a rafforzare le difese del corpo, riducendo il rischio di malattie che potrebbero interrompere la formazione.

Riparazione e Crescita Muscolare: La glutammina supporta la riparazione del tessuto muscolare e la crescita, che è essenziale per gli atleti che si sottopongono a regimi di allenamento frequenti e intensi.

Alimenti Ricchi di Glutammina e Integrazione
Fonti Alimentari: La glutammina si trova in alimenti proteici come carne, pesce, uova e prodotti lattiero-caseari. Una dieta ricca di queste fonti può aiutare a mantenere i livelli di glutammina.

Integratori di Glutammina: Per chi non riesce a soddisfare il fabbisogno di glutammina attraverso la dieta, gli integratori possono essere un'opzione efficace. Sono disponibili in forma di polvere o capsule.

Considerazioni sulla Sicurezza e l'Efficienza
Monitoraggio degli Effetti Collaterali: Sebbene la glutammina sia generalmente sicura, è importante monitorare qualsiasi effetto collaterale, specialmente a dosi elevate.

Interazione con Altri Integratori: La glutammina può essere combinata con altri integratori come EAA e proteine del siero di latte per massimizzare i benefici del recupero.

Conclusione
La glutammina è un elemento chiave nel recupero muscolare e nel mantenimento della salute generale degli atleti. La sua capacità di supportare il recupero rapido, ridurre la degradazione muscolare e rafforzare il sistema immunitario la rende un integratore prezioso nel regime di qualsiasi atleta. Integrando la glutammina in modo corretto e sicuro, gli atleti possono vedere miglioramenti significativi nella loro capacità di recupero e performance.

Gli acidi grassi Omega-3, rinomati per i loro benefici sulla salute in generale, hanno un ruolo significativo anche nel recupero muscolare degli atleti. In questo capitolo, esaminiamo l'importanza degli Omega-3 nel contesto sportivo, focalizzandoci su come possono aiutare a ridurre l'infiammazione, migliorare la funzione muscolare e accelerare il recupero dopo l'allenamento o la competizione.

Benefici degli Omega-3 nel Contesto Sportivo

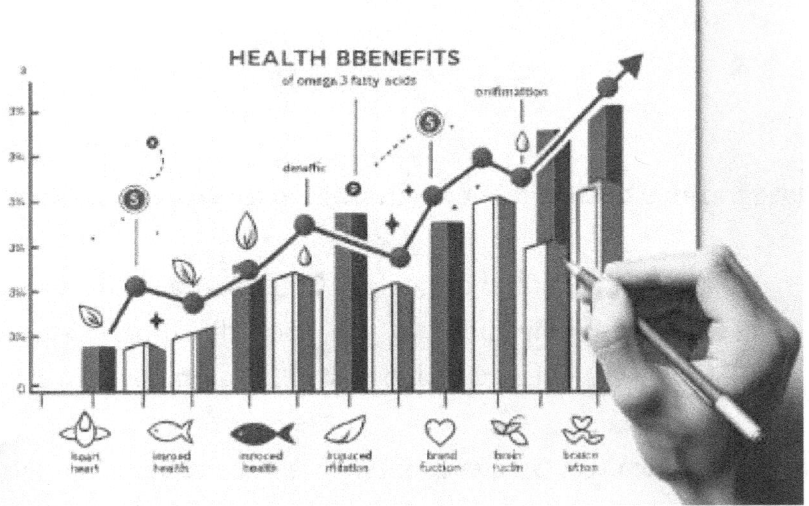

Riduzione dell'Infiammazione: Gli Omega-3 hanno proprietà antinfiammatorie potenti. Questo è particolarmente rilevante per gli atleti, poiché l'allenamento intensivo spesso induce infiammazione e dolore muscolare.

Miglioramento della Funzione Muscolare: La ricerca suggerisce che gli Omega-3 possono migliorare la forza muscolare e la gamma di movimento, contribuendo a una performance migliore e a un recupero più veloce.

Fonti di Omega-3

Alimenti: Le principali fonti alimentari di Omega-3 includono pesce grasso (come salmone, sgombro e sardine), semi di lino, noci e olio di alghe.

Integratori: Gli integratori di Omega-3, come l'olio di pesce o l'olio di alghe, possono essere utili per gli atleti che non consumano abbastanza di questi nutrienti attraverso la loro dieta.

Integrazione di Omega-3 per il Recupero Muscolare

Dosaggio: La quantità ottimale di Omega-3 può variare in base ai bisogni individuali e al tipo di sport praticato. Generalmente, si consigliano dosi di 1-3 grammi al giorno.

Tempistica: Gli Omega-3 possono essere assunti in qualsiasi momento della giornata. Tuttavia, alcuni atleti preferiscono assumerli dopo l'allenamento per massimizzare i benefici del recupero.

Omega-3 e Salute Cardiovascolare

Benefici per il Cuore: Gli Omega-3 sono noti per il loro impatto positivo sulla salute cardiovascolare, essenziale per gli atleti di endurance che si affidano a un sistema cardiaco forte e sano.

Circolazione Sanguigna: Migliorando la circolazione

sanguigna, gli Omega-3 possono aiutare a trasportare più efficacemente ossigeno e nutrienti ai muscoli durante e dopo l'allenamento.

Dal punto di vista chimico e strutturale, questi grassi sono caratterizzati da una lunga catena di atomi di carbonio e un'insaturazione (un doppio legame tra i carboni) sul terzultimo carbonio rispetto al gruppo carbossilico COOH ad un'estremità della molecola, da cui ω-3. Oltre a questa ci sono anche altre insaturazioni, che variano a seconda della molecola considerata per numerosità e posizione.

GRASSO OMEGA-3	FORMULA	N. ATOMI DI CARBONIO	N. INSATURAZIONI	POSIZIONE INSATURAZIONE (N. CARBONIO)
Alfa-linolenico	18:3(9,12,15)	18	3	9, 12, 15
EPA	20:5(5,8,11,14,17)	20	5	5, 8, 11, 14, 17
DHA	22:6(4,7,10,13,16,19)	22	6	4, 7, 10, 13, 16, 19

Considerazioni sulla Sicurezza e l'Interazione

Interazioni e Controindicazioni: È importante considerare possibili interazioni con altri farmaci e condizioni preesistenti, come l'assunzione di anticoagulanti.

Qualità degli Integratori: Scegliere integratori di Omega-3 di alta qualità, con una buona purezza e stabilità, per evitare contaminanti come mercurio o PCB.

Conclusione

Gli acidi grassi Omega-3 sono un'aggiunta preziosa alla dieta di un atleta, offrendo una vasta gamma di benefici che vanno dalla riduzione dell'infiammazione e del dolore muscolare al miglioramento della funzione cardiaca e della circolazione. Integrando gli Omega-3 in modo consapevole, gli atleti possono sperimentare miglioramenti nel recupero muscolare e nella performance complessiva. Nel prossimo capitolo, punto 6.4, ci concentreremo sull'importanza di una dieta equilibrata e di un regime di integrazione per gli atleti, esplorando come una nutrizione adeguata possa supportare la salute a lungo termine e la performance atletica.

6.4 Dieta Equilibrata e Regime di Integrazione per Atleti

La nutrizione gioca un ruolo cruciale nella performance atletica e nella salute a lungo termine. Un regime alimentare equilibrato, affiancato da una strategia di integrazione mirata, può notevolmente migliorare le prestazioni, il recupero e il benessere generale degli atleti. Questo capitolo esamina come una dieta ben pianificata e l'uso appropriato di integratori possono essere combinati per massimizzare i benefici per gli atleti.

Fondamenti di una Dieta Equilibrata per Atleti
Macronutrienti: Un adeguato equilibrio tra carboidrati, proteine e grassi è essenziale. I carboidrati sono il carburante primario per l'esercizio ad alta intensità, le proteine sono cruciali per la

riparazione e la crescita muscolare, e i grassi sani forniscono energia a lunga durata e supportano le funzioni ormonali.

Micronutrienti: Vitamine e minerali devono essere inclusi in quantità sufficienti per supportare le funzioni metaboliche, la salute delle ossa e il sistema immunitario. Particolare attenzione dovrebbe essere data a ferro, calcio, vitamina D e B, e antiossidanti.

Integrazione e Dieta

Supplementazione Mirata: Gli integratori possono essere utilizzati per colmare le lacune nutrizionali o per fornire supporto aggiuntivo durante periodi di allenamento intenso. Tuttavia, dovrebbero essere usati come complemento, non come sostituti, di una dieta equilibrata.

Integratori Comuni: Proteine in polvere, BCAA, creatina, omega-3 e multivitaminici sono tra gli integratori più comuni utilizzati dagli atleti.

6.5 Timing dei pasti

Quale ruolo gioca effettivamente il tempismo nell'assunzione dei nutrienti per la perdita di peso e l'allenamento in palestra? Frequentemente, si attribuisce al tempismo dei pasti un'importanza maggiore rispetto a quella che effettivamente possiede: nella maggior parte delle situazioni, il momento in cui si mangia è un elemento secondario, non l'aspetto cruciale da tenere in considerazione per dimagrire o costruire muscoli. In quali circostanze è necessario prestare attenzione a questo fattore? E come si dovrebbe fare

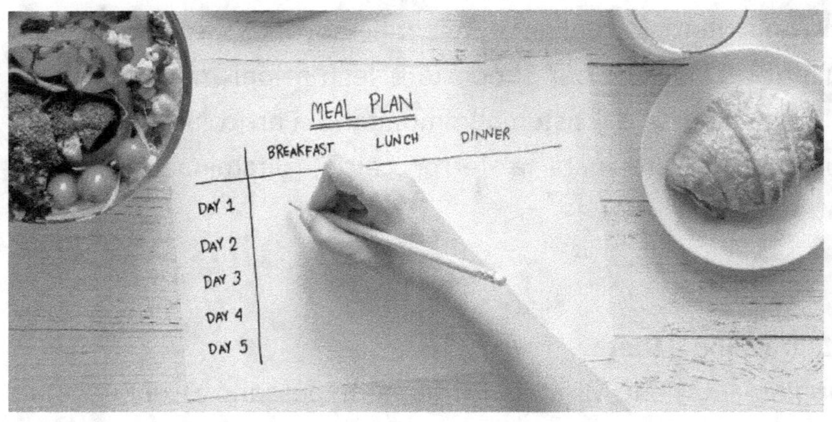

Qual è la funzione del TIMING DEI PASTI?

Questo concetto è legato alla ricostituzione del glicogeno nel fegato e nei muscoli, nonché alla sintesi proteica, che viene esaminata più a fondo nel paragrafo sul tempismo e la crescita muscolare. Secondo alcune teorie, i benefici di questa metodologia includono miglioramenti in:

prestazioni sportive, aumento della massa muscolare, recupero dei muscoli danneggiati durante l'esercizio. Se i pasti sono bilanciati correttamente, non vi sono svantaggi nel seguire un piano alimentare basato sul tempismo. Tuttavia, ci possono essere controindicazioni se i cibi consumati prima o dopo l'esercizio non sono scelti correttamente per quantità e qualità.

Ad esempio, è sconsigliato consumare pasti pesanti, ricchi di grassi e fibre, poco prima di iniziare l'allenamento.

Il vero 'problema' è che spesso a questa strategia viene attribuita un'importanza eccessiva, quasi fosse l'elemento chiave per la perdita di peso, l'aumento della massa muscolare o il miglioramento delle prestazioni sportive. In realtà, i fattori che contribuiscono a questi processi vanno oltre il semplice 'cosa mangiare' prima o dopo l'allenamento e includono una visione a lungo termine sia dell'allenamento che della dieta.

Il tempismo dei nutrienti ha un'importanza secondaria rispetto al bilancio energetico totale e all'assunzione di carboidrati, proteine e grassi, così come a un programma di allenamento ben strutturato, adeguato alle proprie capacità e necessità."

Ecco in che casi è importante o meno importante il timing dei pasti

POCO IMPORTANTE	RELATIVAMENTE IMPORTANTE	MOLTO IMPORTANTE
Persone obese o in sovrappeso che vogliono perdere peso Principianti che vogliono migliorare la composizione corporea	Atleti avanzati che vogliono massimizzare i guadagni di massa, forza e perdita di grasso Allenamenti continui di breve durata effettuati dopo una notte a digiuno	Competizioni costituiti da più eventi svolti nella stessa giornata separati da poche ore Competizioni o allenamenti che durano più di 2 ore, soprattutto se eccedono le 3 ore
Allenamenti < 1 ora non a digiuno	Allenamenti continui che durano più di un'ora, soprattutto se eccedono le due ore	
Obiettivi che non riguardano competizioni di endurance		
Obiettivi che non riguardano guadagni di massa magra o perdita di peso estremi		
Sessioni o eventi non competitivi		

Nutrizione Pre e Post-Allenamento: Mangiare i cibi giusti prima e dopo l'allenamento può migliorare la performance e accelerare il recupero. Questo include un mix di carboidrati e proteine.

Considerazioni Speciali per Diversi Tipi di Sport

Sport di Endurance vs Sport di Forza: Le esigenze nutrizionali possono variare significativamente tra gli atleti di endurance, che potrebbero necessitare di più carboidrati per l'energia, e quelli di sport di forza, che potrebbero concentrarsi maggiormente sulle proteine per la crescita muscolare.

Adattamento alle Fasi di Allenamento: Durante le fasi di bulking o cutting, ad esempio, l'apporto calorico e la composizione dei macronutrienti potrebbero necessitare di essere adeguati.

Monitoraggio e Adattamento

Valutazione Regolare: La dieta e la strategia di integrazione dovrebbero essere regolarmente valutate e adattate in base ai cambiamenti negli obiettivi di allenamento, nelle performance e nelle esigenze individuali.

Feedback del Corpo: Ascoltare il proprio corpo è fondamentale. Sensazioni come livelli di energia, recupero, sonno e appetito possono fornire indicazioni preziose sull'efficacia del regime alimentare.

Conclusione

Un regime alimentare equilibrato, arricchito da una strategia di integrazione appropriata, è la chiave per il successo atletico e la salute a lungo termine. Comprendere e rispettare le esigenze nutrizionali individuali, e come queste cambiano con l'allenamento, è fondamentale per ogni atleta che mira a ottenere il massimo dalle proprie capacità fisiche. Nel prossimo capitolo, punto 6.6, esploreremo le strategie specifiche per la nutrizione e l'integrazione durante periodi di allenamento intensivo, offrendo consigli su come mantenere l'equilibrio nutrizionale durante cicli di allenamento esigenti.

6.6 Strategie di Nutrizione e Integrazione Durante l'Allenamento Intensivo

Durante periodi di allenamento intensivo, la nutrizione e l'integrazione assumono un ruolo ancora più cruciale nella performance e nel recupero degli atleti. Questo capitolo si concentra su come gli atleti possono ottimizzare la loro alimentazione e utilizzare gli integratori in modo efficace durante questi periodi critici per sostenere la performance, promuovere il recupero e mantenere la salute generale.

Incremento delle Esigenze Nutrizionali
Aumento del Dispendio Energetico: L'allenamento intensivo aumenta notevolmente il dispendio energetico. Di conseguenza, gli atleti possono richiedere un maggiore apporto calorico per sostenere l'allenamento e il recupero.

Carboidrati per l'Energia: I carboidrati diventano ancora più importanti come principale fonte di energia. Un apporto sufficiente di carboidrati aiuta a mantenere elevate le riserve di glicogeno, essenziali per l'allenamento ad alta intensità.

Proteine per il Recupero Muscolare

Riparazione e Crescita Muscolare: Le proteine sono fondamentali per riparare il danno muscolare causato da allenamenti intensivi e stimolare la crescita muscolare. La quantità di proteine necessaria può aumentare durante questi periodi.

Distribuzione delle Proteine: Distribuire l'assunzione di proteine equamente durante il giorno può ottimizzare la sintesi proteica muscolare e il recupero.

Integratori per l'Allenamento Intensivo

EAA e Glutammina: Questi aminoacidi possono sostenere il recupero muscolare, ridurre il dolore muscolare e diminuire il rischio di degradazione muscolare.

Creatina per la Performance: La creatina può aiutare a migliorare la forza e la potenza, utile per gli atleti durante fasi di allenamento particolarmente intense.

Idratazione e Elettroliti

Importanza dell'Idratazione: Un'adeguata idratazione è vitale, specialmente durante l'allenamento intensivo. La perdita di fluidi attraverso il sudore deve essere compensata per mantenere la performance e prevenire problemi come crampi muscolari e affaticamento.

- Supplementazione di Elettroliti: Integratori di elettroliti possono essere necessari per sostituire i minerali persi durante l'esercizio, soprattutto in ambienti caldi o durante sessioni di allenamento prolungate.

Strategie di Timing Nutrizionale

Nutrizione Pre-Allenamento: Un pasto o uno spuntino equilibrato prima dell'allenamento può fornire l'energia necessaria per sostenere l'attività fisica.

Ripristino Post-Allenamento: Consumare carboidrati e proteine subito dopo l'allenamento è essenziale per ripristinare le riserve di glicogeno e promuovere il recupero muscolare.

Aspetti Psicologici e Fisici

Gestione dello Stress e della Fatica: L'allenamento intenso può non solo esercitare pressione sul corpo, ma anche sulla mente. Una nutrizione adeguata può sostenere la salute mentale e la resistenza allo stress.

Prevenzione del Sovrallenamento: Un'adeguata nutrizione e integrazione possono aiutare a prevenire lo stato di sovrallenamento, consentendo periodi di riposo e recupero più efficaci.

Conclusione

Una strategia nutrizionale ben pianificata e personalizzata, insieme a un regime di integrazione appropriato, è fondamentale per gli atleti durante periodi di allenamento intensivo. Questo approccio consente di massimizzare la performance, supportare il recupero e mantenere un buon stato di salute generale.

CAPITOLO 7: INTEGRAZIONE E SALUTE A LUNGO TERMINE

7.1 Integratori per il Benessere Generale e la Salute a Lungo Termine

In questo capitolo, esaminiamo l'importanza degli integratori non solo per migliorare le performance atletiche, ma anche per promuovere il benessere generale e supportare la salute a lungo termine, focalizzandoci sugli integratori essenziali che possono beneficiare la salute generale di un individuo, indipendentemente dal loro livello di attività fisica.

Multivitaminici e Minerali

Supporto Nutrizionale Completo: Un multivitaminico di qualità può aiutare a colmare le lacune nutrizionali nella dieta quotidiana, fornendo un ampio spettro di vitamine e minerali essenziali.

Ruolo nella Salute Generale: Le vitamine e i minerali sono cruciali per una vasta gamma di funzioni corporee, inclusa la salute del sistema immunitario, il metabolismo energetico e il mantenimento di ossa, pelle e capelli sani.

Omega-3 Acidi Grassi

Benefici Cardiovascolari: Gli Omega-3, in particolare l'EPA e il DHA, sono noti per i loro benefici sulla salute cardiovascolare, riducendo il rischio di malattie cardiache e abbassando i livelli di trigliceridi nel sangue.

Supporto Cognitivo e Mentale: Questi acidi grassi hanno anche un impatto positivo sulla funzione cerebrale e possono aiutare a migliorare l'umore e a ridurre i sintomi di depressione e ansia.

Antiossidanti

Combattimento dello Stress Ossidativo: Integratori come la vitamina C, E, e il selenio svolgono un ruolo fondamentale nella protezione delle cellule dallo stress ossidativo causato dai radicali liberi.

Prevenzione delle Malattie Croniche: Gli antiossidanti possono ridurre il rischio di alcune malattie croniche, inclusi alcuni tipi di cancro e malattie legate all'invecchiamento.

Integratori per la Salute Ossea

Calcio e Vitamina D: Sono essenziali per la salute delle ossa. La vitamina D è particolarmente importante per l'assorbimento del calcio e per il mantenimento di ossa forti e sane.

Prevenzione dell'Osteoporosi: Una supplementazione adeguata può aiutare a prevenire l'osteoporosi, specialmente nelle donne in post-menopausa e negli anziani.

Integratori per la Salute Digestiva

Probiotici: I probiotici supportano la salute dell'intestino, migliorano la digestione e possono aiutare a regolare il sistema immunitario.

Fibre: Gli integratori di fibre possono migliorare la salute digestiva, aiutare nella regolazione del peso e prevenire problemi come la stitichezza.

Considerazioni sull'Uso degli Integratori

Integrazione Personalizzata: La scelta degli integratori dovrebbe essere basata sulle esigenze nutrizionali individuali, lo stile di vita e le condizioni di salute esistenti.

Consultazione con Professionisti Sanitari: Prima di iniziare qualsiasi nuovo regime di integrazione, è consigliabile consultare un medico o un nutrizionista per assicurarsi che gli integratori scelti siano appropriati.

Conclusione

Gli integratori possono svolgere un ruolo vitale nel supportare la salute generale e il benessere a lungo termine. La chiave è scegliere gli integratori giusti in base alle proprie esigenze e integrarli con una dieta equilibrata e uno stile di vita sano. Nel prossimo capitolo, punto 7.2, ci concentreremo sugli integratori specifici per la salute cardiaca e come possono contribuire a un sistema cardiovascolare sano.

7.2 Integratori per la Salute Cardiaca

Il capitolo 7.2 si concentra sugli integratori specifici per supportare la salute cardiaca, un aspetto essenziale per atleti e individui attivi. La salute del cuore è fondamentale non solo per la performance atletica, ma anche per il benessere generale e la longevità. Esaminiamo gli integratori più efficaci per il supporto cardiovascolare, il loro meccanismo d'azione e le migliori pratiche per il loro utilizzo.

Importanza della Salute Cardiaca

Fondamentale per l'Esercizio Fisico: Un cuore sano è essenziale per fornire ossigeno e nutrienti ai muscoli durante l'attività fisica.

Prevenzione delle Malattie Cardiache: Mantenere la salute cardiaca è cruciale per ridurre il rischio di malattie cardiovascolari, che rimangono una delle principali cause di morte a livello globale.

Integratori Chiave per la Salute Cardiaca

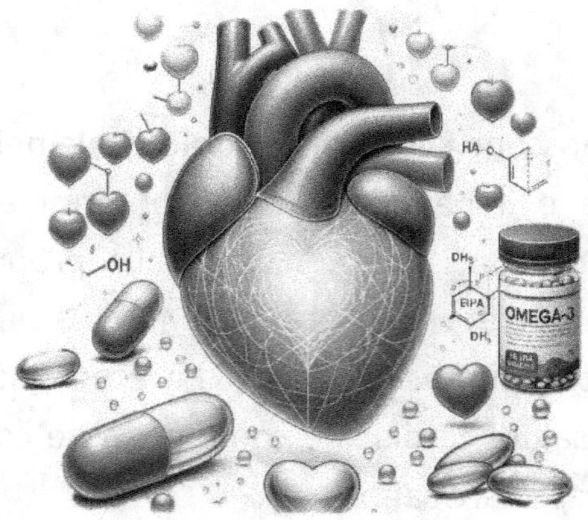

Omega-3 Acidi Grassi: EPA e DHA, presenti in integratori come l'olio di pesce, sono noti per ridurre l'infiammazione, abbassare i livelli di trigliceridi e migliorare la salute generale del cuore.

Coenzima Q10 (CoQ10): Questo potente antiossidante supporta la funzione cardiaca e può essere particolarmente benefico per coloro che assumono statine, che tendono a ridurre i livelli di CoQ10 nel corpo.

Magnesio: Il magnesio gioca un ruolo chiave nella regolazione del battito cardiaco e nella prevenzione di aritmie. Inoltre, aiuta a regolare la pressione sanguigna.

L-Arginina: Un aminoacido che favorisce la produzione di ossido nitrico, contribuendo a dilatare i vasi sanguigni e migliorare la circolazione.

Altri Integratori Benefici

Vitamina D e Calcio: Importanti per la salute delle ossa, questi nutrienti hanno anche un ruolo nella funzione cardiaca. È essenziale mantenere un equilibrio tra questi due per la salute cardiovascolare.

Fibre Solubili: Possono aiutare a ridurre il colesterolo LDL ("cattivo") e promuovere la salute generale del cuore.

Strategie di Integrazione

Dosaggio e Assunzione: Seguire le raccomandazioni di dosaggio fornite sulle etichette dei prodotti o consigliate da professionisti sanitari.

Integrazione e Dieta: Gli integratori dovrebbero essere usati in complemento a una dieta sana e ricca di cibi nutrienti per il cuore, come frutta, verdura, cereali integrali e grassi sani.

Monitoraggio della Salute Cardiaca

Controllo Regolare: Gli esami regolari possono aiutare a monitorare la salute del cuore e l'efficacia degli integratori.

"Frequenza del Battito Cardiaco (Pulsazioni) Il polso, un indicatore cruciale della salute, viene valutato in termini di frequenza del battito cardiaco, intensità del polso (debole o robusto) e regolarità del ritmo (costante o variabile).

Adulti: normalmente hanno un battito di 60 a 100 volte al minuto. Bambini (1-8 anni): il loro battito varia tra 80 e 100 volte al minuto. Infanti (1-12 mesi): il battito cardiaco è tra 100 e 120 volte al minuto. Neonati (1-28 giorni): il battito si situa tra 120 e 160 volte al minuto. Si valuta poi se il battito è regolare o irregolare e la forza del polso.

Per gli adulti, una frequenza cardiaca normale oscilla tra 60 e 100 bpm. Una frequenza inferiore a 60 bpm è indicativa di bradicardia, mentre una superiore a 100 bpm indica tachicardia.

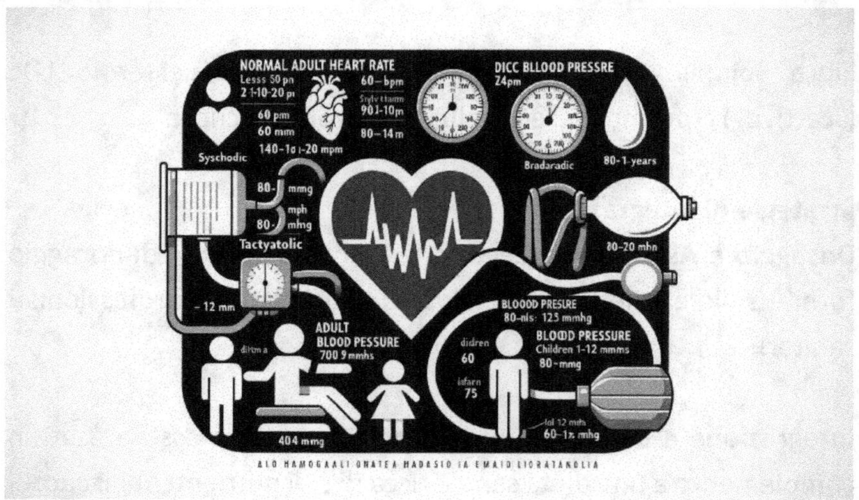

Pressione Arteriosa Adulti: Sistolica (massima): tra 90 e 140 mmHg Diastolica (minima): tra 60 e 90 mmHg Bambini (1-8 anni): la pressione si attesta tra 80 e 110 mmHg. Infanti (1-12 mesi): tra 70 e 95 mmHg. Neonati (1-28 giorni): superiore ai 60 mmHg. Temperatura Corporea In condizioni normali, la temperatura di una persona sana si aggira tra 36,4°C e 37,2°C.

Una temperatura superiore a 37,2-37,5°C è considerata febbrile.

Frequenza Respiratoria Adulti (in buona salute generale): tra 12 e 20 respiri al minuto. Bambini (1-8 anni): hanno una frequenza respiratoria di 15-30 volte al minuto. Infanti (1-12 mesi): respirano tra 25 e 50 volte al minuto. Neonati (1-28 giorni): la frequenza respiratoria è tra 40 e 60 volte al minuto."

Attenzione ai Sintomi: Essere consapevoli dei sintomi di problemi cardiaci, come dolore al petto, affaticamento eccessivo e difficoltà respiratorie.

Conclusione
La salute cardiaca è un elemento vitale per la longevità e la qualità della vita, specialmente per gli atleti e chi conduce uno stile di vita attivo. Gli integratori possono svolgere un ruolo importante nel supportare la salute cardiovascolare, ma devono essere utilizzati come parte di un approccio olistico che include dieta, esercizio fisico e controlli medici regolari.

7.3 Integratori per il Supporto del Sistema Immunitario

Nel contesto di uno stile di vita attivo e particolarmente nel mondo dello sport, mantenere un sistema immunitario forte è essenziale per la salute generale e la continuità nell'allenamento. Il punto 7.3 del libro si concentra sugli integratori che possono rafforzare il sistema immunitario degli atleti, supportando la loro capacità di resistere a malattie e infezioni e promuovendo un recupero più rapido da allenamenti intensi.

L'Importanza del Sistema Immunitario nell'Attività Fisica
Suscettibilità agli Stress Fisici: Gli atleti che si sottopongono a regimi di allenamento intensivi possono sperimentare una temporanea diminuzione dell'efficacia del sistema immunitario.

Prevenzione di Malattie e Infezioni: Un sistema immunitario forte è fondamentale per prevenire malattie che possono interrompere l'allenamento e la competizione.

Integratori Chiave per il Supporto Immunitario
Vitamina C: Nota per le sue proprietà antiossidanti e di supporto immunitario. La vitamina C aiuta a rafforzare le difese del corpo e a ridurre la durata e la gravità delle malattie respiratorie comuni.

Zinco: Questo minerale è essenziale per la funzione immunitaria e la riparazione dei tessuti. La supplementazione di zinco può aiutare a ridurre la durata del raffreddore comune e a rafforzare la risposta immunitaria.

Probiotici: Il mantenimento di una flora intestinale sana è fondamentale per un sistema immunitario robusto. I probiotici possono aiutare a bilanciare la flora intestinale e a rafforzare le difese immunitarie.

Vitamina D: Essenziale per diverse funzioni immunitarie, la vitamina D può ridurre il rischio di infezioni, in particolare quelle respiratorie.

Altri Integratori Benefici

Echinacea: Spesso utilizzata per la sua capacità di stimolare il sistema immunitario e ridurre la durata delle malattie.

Beta-Glucani: Trovati in ingredienti come i funghi medicinali, possono migliorare la risposta immunitaria e proteggere contro le infezioni.

Integrare con una Dieta Equilibrata

Cibi Nutrienti per il Sistema Immunitario: Una dieta ricca di frutta, verdura, cereali integrali e proteine magre fornisce i nutrienti necessari per supportare il sistema immunitario.

Equilibrio e Moderazione: Gli integratori dovrebbero essere usati per complementare, non sostituire, una dieta equilibrata.

Considerazioni sull'Uso degli Integratori

Dosaggi e Sicurezza: Seguire le linee guida di dosaggio per gli integratori e consultare un professionista della salute prima di iniziare nuovi supplementi.

Qualità degli Integratori: Scegliere prodotti di alta qualità per garantire la massima efficacia e sicurezza.

Conclusioni

Un sistema immunitario robusto è fondamentale per la salute e la performance atletica. Attraverso una combinazione di integratori mirati e una dieta nutritiva, gli atleti possono rafforzare le loro difese immunitarie, riducendo il rischio di malattie e migliorando il loro potenziale di recupero e performance. Nel prossimo capitolo, punto 7.4, esploreremo gli integratori specifici per l'antiaging.

7.4 Antiossidanti e Anti-Aging

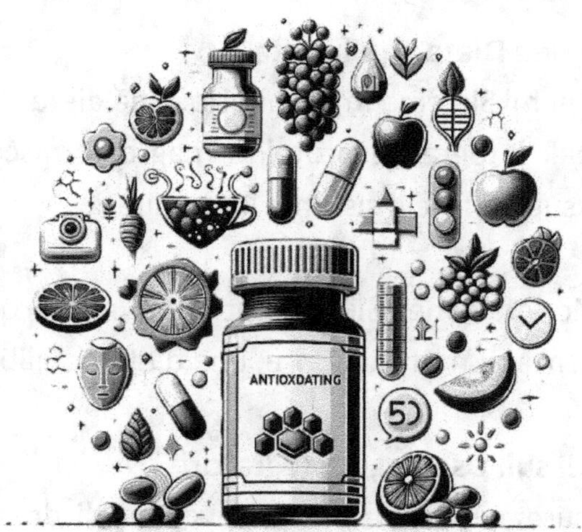

Il punto 7.4 del nostro libro esplora il ruolo fondamentale degli antiossidanti nel combattere i segni dell'invecchiamento e nel promuovere la longevità e il benessere generale. Gli antiossidanti sono cruciali non solo per la loro capacità di proteggere le cellule dai danni dei radicali liberi, ma anche per sostenere la performance atletica e accelerare il recupero. Questo capitolo approfondisce gli integratori antiossidanti più efficaci e come possono essere utilizzati per supportare la salute e il benessere a lungo termine.

Importanza degli Antiossidanti nel Contesto di Anti-Aging
Combattimento dei Radicali Liberi: I radicali liberi sono molecole instabili che possono danneggiare le cellule, contribuendo al processo di invecchiamento e allo sviluppo di malattie croniche. Gli antiossidanti neutralizzano questi radicali liberi.

Supporto alla Rigenerazione Cellulare: Oltre a proteggere le cellule, alcuni antiossidanti hanno un ruolo nel supportare la rigenerazione e la riparazione cellulare, importanti per il mantenimento della salute a lungo termine.

Integratori Antiossidanti Principali
Vitamina C e E: Sono tra gli antiossidanti più studiati, con effetti noti nella protezione cellulare e nella promozione della salute della pelle.

Coenzima Q10 (CoQ10): Oltre ai suoi benefici per la salute cardiaca, il CoQ10 può migliorare l'energia cellulare e rallentare i segni dell'invecchiamento.

Curcumina: Il principio attivo della curcuma è noto per le sue potenti proprietà antiossidanti e antinfiammatorie.

Resveratrolo: Trovato in uva e vino rosso, è famoso per i suoi effetti anti-aging e per il supporto alla salute cardiovascolare.

Benefici Specifici degli Antiossidanti
Salute della Pelle: Gli antiossidanti aiutano a proteggere la pelle dai danni del sole e dallo stress ambientale, contribuendo a una pelle più giovane e sana.

Prevenzione delle Malattie Croniche: Contribuiscono alla prevenzione di malattie legate all'età come alcune forme di cancro, malattie cardiache e declino cognitivo.

Strategie di Integrazione e Alimentazione
Dieta Ricca di Antiossidanti: Consumare una dieta ricca di frutta e verdura, bacche, noci e semi, che sono naturalmente ricchi di antiossidanti.

Integrazione Mirata: Gli integratori possono essere utili, in particolare per le persone che non riescono a ottenere una quantità sufficiente di antiossidanti dalla loro dieta.

Considerazioni sull'Integrazione degli Antiossidanti
Dosaggio e Sicurezza: È importante non superare le dosi raccomandate di antiossidanti, poiché l'eccesso può avere effetti controproducenti.

Interazione con Altri Farmaci: Consultare un medico prima di iniziare gli integratori, soprattutto se si assumono altri farmaci o si hanno condizioni mediche preesistenti.

Conclusione

Gli antiossidanti giocano un ruolo vitale nel mantenimento della salute e nel rallentare i processi di invecchiamento. Integrando saggiamente gli antiossidanti nella dieta e nello stile di vita, è possibile supportare non solo la longevità, ma anche la qualità della vita. Nel prossimo punto approfondiremo gli integratori specifici per il supporto ormonale e la loro importanza nel mantenimento dell'equilibrio ormonale e della salute generale.

7.5 Integratori per il Supporto Ormonale

Il punto 7.5 del libro tratta l'importanza degli integratori nel supporto dell'equilibrio ormonale, un aspetto cruciale per la salute e la performance atletica. Gli ormoni regolano molteplici funzioni corporee, dalla crescita muscolare al metabolismo, e la loro ottimizzazione può migliorare significativamente sia le prestazioni atletiche che il benessere generale.

Ruolo degli Ormoni nella Salute e Performance
Influenza sugli Atleti: Gli ormoni come il testosterone, l'insulina e il cortisolo hanno un impatto diretto sulle capacità di costruzione muscolare, sul metabolismo energetico e sulla gestione dello stress.

Come il ritmo circadiano degli ormoni influenza il recupero post-allenamento, la perdita di peso e l'aumento della massa muscolare
I livelli degli ormoni principali nel sangue umano mostrano variazioni regolari, oscillando in cicli giornalieri (circadiani),

mensili o annuali. Anche le prestazioni atletiche presentano una ritmicità circadiana: gli allenamenti che richiedono reattività, come la forza esplosiva, la massima forza e il picco di consumo di ossigeno, sono più efficaci nel tardo pomeriggio e all'inizio della sera. Al contrario, la mattina è più adatta per esercizi di resistenza e potenza basati sui lipidi.

Il cortisolo, un ormone chiave, ha un picco di secrezione (acrofase) nelle prime ore del mattino (tra le 5:00 e le 6:00) e raggiunge il suo livello più basso durante le prime ore di sonno notturno (tra le 22:00 e le 23:00).

La somatotropina (GH) ha il suo massimo intorno alle 23:00-24:00, mentre i suoi valori minimi si verificano tra le 8:00 e le 22:00. Per quanto riguarda il testosterone, il suo picco si verifica tra le 2:00 e le 3:00 del mattino, estendendosi fino alle 6:00, con il valore più basso intorno alle 18:00. Infine, il TSH, l'ormone principale che regola le funzioni tiroidee, segue un andamento molto simile a quello del testosterone.

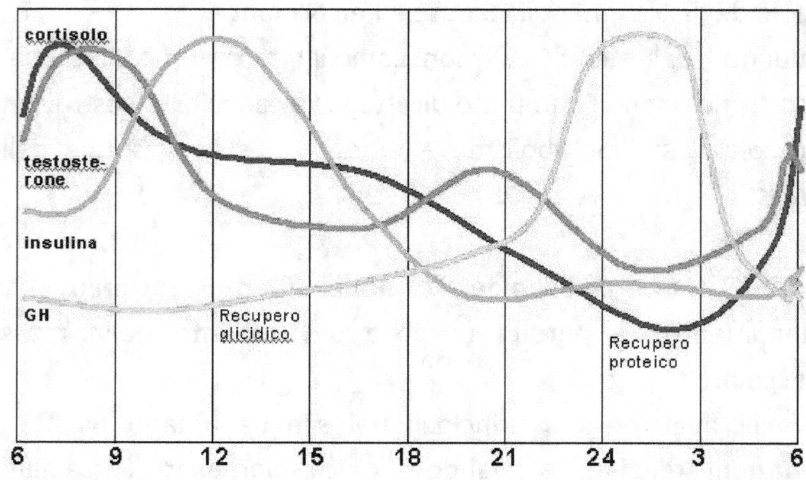

"L'insulina risponde fortemente all'ingestione di alimenti, in particolare a quelli ricchi di carboidrati e, in misura minore, a quelli proteici (soprattutto gli aminoacidi che stimolano la produzione di insulina, trovati nei prodotti lattiero-caseari). Generalmente, il suo picco massimo, o acrofase, si verifica tra le 9:00 e le 15:00."

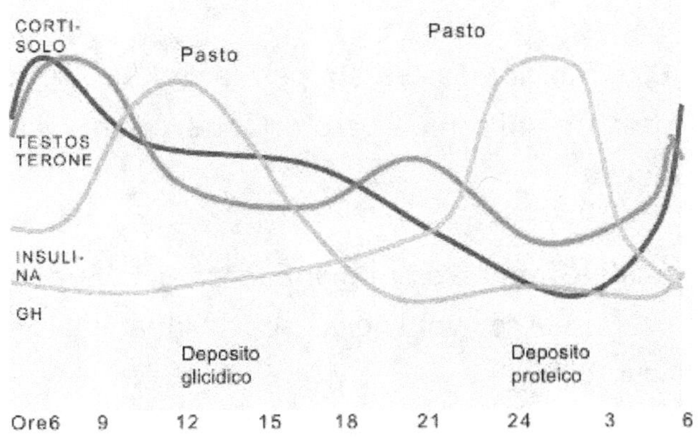

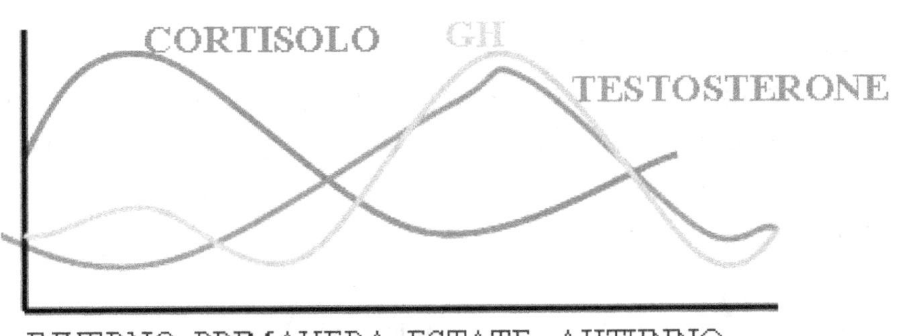

Equilibrio Ormonale per la Salute Generale: Uno squilibrio ormonale può portare a una serie di problemi di salute, compresi disturbi metabolici, stanchezza cronica e problemi riproduttivi.

Integratori per il Supporto Ormonale
Adattogeni: Erbe come il ginseng e la rhodiola possono aiutare a regolare il cortisolo, l'ormone dello stress, e migliorare la resistenza allo stress mentale e fisico.

Vitamina D e Calcio: Essenziali per la salute ormonale, in particolare per ormoni come il paratormone, che regola i livelli di calcio nel sangue.

Omega-3 Acidi Grassi: Possono influenzare la produzione di ormoni, tra cui quelli coinvolti nella risposta infiammatoria e nella salute cardiovascolare.

Integratori di Magnesio: Il magnesio gioca un ruolo nel supportare la funzione ormonale, incluso il supporto per la produzione di testosterone.

Supporto Ormonale nelle Donne
Integratori per la Salute Femminile: Integratori come l'olio di enotera e la vitex possono aiutare a regolare gli ormoni femminili e alleviare i sintomi di condizioni come la sindrome premestruale (PMS) e la menopausa.

Importanza dell'Equilibrio Estrogenico: Mantenere un equilibrio appropriato di estrogeni è fondamentale per la salute riproduttiva e generale delle donne.

Supporto Ormonale negli Uomini

Testosterone: Il testosterone è cruciale per la costruzione muscolare, la libido e il benessere generale. Integratori che supportano la salute del testosterone possono includere zinco e acido D-aspartico.

Prevenzione della Conversione di Testosterone: Integratori come gli inibitori dell'aromatasi possono aiutare a prevenire la conversione del testosterone in estrogeni, mantenendo i livelli ottimali di testosterone.

Considerazioni sull'Uso degli Integratori Ormonali
Consapevolezza degli Effetti Collaterali: È fondamentale essere consapevoli degli effetti collaterali potenziali e delle interazioni degli integratori ormonali, in particolare quelli che influenzano direttamente i livelli ormonali.

Consultazione Professionale: Prima di iniziare qualsiasi regime di integrazione ormonale, è consigliabile consultare un medico, specialmente per gli integratori che hanno un impatto diretto sui livelli ormonali.

Conclusioni
Gli integratori per il supporto ormonale possono avere un impatto significativo sulla salute e le performance atletiche. Tuttavia, è importante adottare un approccio olistico e informato, considerando l'interazione tra vari ormoni e l'effetto complessivo degli integratori sulla salute ormonale. Nel prossimo capitolo, punto 7.6, ci concentreremo sugli integratori specifici per la salute articolare, esplorando come possono contribuire a ridurre l'infiammazione, promuovere la salute delle articolazioni e supportare la mobilità.

7.6 Integratori per la Salute Articolare

Ora ci concentriamo sugli integratori che promuovono la salute articolare, un aspetto cruciale per atleti e individui attivi. Le articolazioni sono sottoposte a stress significativo durante attività fisiche intense e regolari, e il mantenimento della loro salute è essenziale per prevenire infortuni e garantire una mobilità ottimale a lungo termine. Questo capitolo esplora vari integratori che supportano la salute delle articolazioni, il loro meccanismo d'azione e come possono essere integrati in modo efficace nel regime di un atleta.

Importanza della Salute Articolare

Prevenzione degli Infortuni: Mantenere le articolazioni sane è fondamentale per prevenire infortuni come distorsioni, infiammazioni e danni ai tessuti connettivi.

Longevità nell'Attività Fisica: La salute articolare è essenziale per garantire che gli atleti possano continuare a esercitarsi e competere efficacemente nel tempo.

Integratori per il Supporto Articolare

Glucosamina e Condroitina: Questi composti sono i blocchi costitutivi del tessuto cartilagineo e del fluido sinoviale che lubrifica le articolazioni. La loro integrazione può aiutare a ridurre il dolore articolare e a migliorare la funzione articolare.

MSM (Metilsulfonilmetano): Un composto contenente zolfo che può ridurre l'infiammazione e il dolore articolare, contribuendo alla salute del tessuto connettivo.

Acido Ialuronico: Un componente del liquido sinoviale, l'acido ialuronico può essere integrato per migliorare la lubrificazione delle articolazioni e ridurre il dolore.

Omega-3 Acidi Grassi: Gli Omega-3 hanno proprietà antinfiammatorie che possono aiutare a ridurre l'infiammazione articolare, particolarmente utile in condizioni come l'artrite.

Altri Integratori Benefici
Curcumina: Il principio attivo della curcuma, è noto per le sue potenti proprietà antinfiammatorie e può essere efficace nel ridurre il dolore articolare.

Collagene: Il collagene può supportare la rigenerazione del tessuto cartilagineo e migliorare la salute delle articolazioni.

Dieta e Salute Articolare
Alimenti Ricchi di Antiossidanti e Zolfo: Frutta, verdura e alimenti ricchi di zolfo, come l'aglio e le cipolle, possono supportare la salute articolare.

Evitare Alimenti Infiammatori: Ridurre l'assunzione di cibi che possono contribuire all'infiammazione, come quelli con alti livelli di zuccheri raffinati e grassi saturi.

Considerazioni sull'Uso degli Integratori

Dosaggi e Sicurezza: Seguire le raccomandazioni di dosaggio e prestare attenzione a possibili effetti collaterali o interazioni con altri farmaci.

Consultazione con un Professionista: Prima di iniziare qualsiasi nuovo integratore, è sempre consigliabile consultare un medico o un nutrizionista, specialmente se si hanno condizioni preesistenti o si assumono altri farmaci.

Conclusioni

La salute articolare è essenziale per il benessere a lungo termine degli atleti e degli individui attivi. Attraverso l'uso strategico di integratori e una dieta appropriata, è possibile supportare la funzionalità articolare, ridurre il rischio di infortuni e migliorare la qualità della vita.

CAPITOLO 8: INTEGRATORI, CERVELLO E STILE DI VITA

8.1 Effetti degli Integratori sulle Funzioni Cognitive

Con l'aumento dell'interesse verso la salute del cervello e le prestazioni cognitive, è importante esaminare come gli integratori possono supportare e migliorare queste funzioni, soprattutto per gli atleti e gli individui che conducono uno stile di vita attivo e richiedono una chiarezza mentale ottimale.

Rilevanza delle Funzioni Cognitive
Performance Cognitiva e Fisica: Le funzioni cognitive, come la memoria, la concentrazione e la velocità di elaborazione, sono essenziali non solo nella vita quotidiana, ma anche nelle prestazioni sportive e nell'allenamento.

Impatto dell'Invecchiamento sulle Funzioni Cognitive: Con l'avanzare dell'età, le funzioni cognitive possono naturalmente declinare. Un'adeguata supplementazione può aiutare a mitigare questi effetti.

Integratori Chiave per le Funzioni Cognitive

Omega-3 Acidi Grassi: EPA e DHA sono vitali per il mantenimento della salute del cervello, supportando la memoria, il pensiero e le funzioni cognitive.

Ginkgo Biloba: Tradizionalmente usato per migliorare la circolazione sanguigna, il Ginkgo Biloba può anche aiutare a migliorare la concentrazione e la funzione cognitiva.

Fosfatidilserina: Un componente chiave delle membrane cellulari cerebrali, può supportare la memoria e la velocità di elaborazione.

Bacopa Monnieri: Erba ayurvedica nota per migliorare la funzione cognitiva, in particolare la memoria e la capacità di concentrazione.

Altri Nootropici e il Loro Effetto

Caffeina e L-Theanina: Combinazione popolare per migliorare la concentrazione e l'attenzione, riducendo al contempo l'ansia.

Lion's Mane Mushroom (Erinaceus hericium): Famoso per il suo potenziale nel supportare la crescita e la riparazione delle cellule nervose.

Alimentazione e Funzioni Cognitive

Dieta e Cervello: Una dieta ricca di antiossidanti, grassi sani e nutrienti essenziali è fondamentale per sostenere la salute del cervello e le funzioni cognitive.

Idratazione: L'acqua è essenziale per il corretto funzionamento del cervello; anche una lieve disidratazione può influenzare negativamente le capacità cognitive.

Considerazioni sull'Uso degli Integratori Cognitivi
Dosaggi e Sicurezza: Seguire le linee guida di dosaggio per ogni integratore e monitorare gli effetti collaterali.

Consultazione con Professionisti della Salute: Prima di iniziare qualsiasi nuovo integratore, specialmente quelli che impattano direttamente sulla funzione cerebrale, è consigliabile una consultazione con un professionista della salute.

Conclusione
Gli integratori possono avere un impatto significativo sulle funzioni cognitive, migliorando la memoria, la concentrazione e altre funzioni cerebrali essenziali. Combinati con una dieta equilibrata e uno stile di vita sano, gli integratori cognitivi possono aiutare a mantenere la chiarezza mentale e il benessere generale. Nel prossimo capitolo, punto 8.2, approfondiremo gli integratori specifici per il supporto del sonno, esaminando come una qualità del sonno ottimale sia fondamentale per il recupero fisico e mentale.

8.2 Integratori per il Supporto del Sonno

Il sonno è fondamentale per il recupero fisico e mentale, la regolazione ormonale, e il mantenimento di una funzione cognitiva ottimale. Questo capitolo si concentra su come gli integratori possono aiutare a migliorare il sonno, specialmente per gli atleti e gli individui con stili di vita attivi che possono avere difficoltà a rilassarsi e disconnettersi.

Importanza del Sonno di Qualità

Recupero Muscolare: Durante il sonno, il corpo passa attraverso processi essenziali di riparazione e recupero muscolare.

Equilibrio Ormonale: Il sonno regola ormoni cruciali come il cortisolo (l'ormone dello stress) e l'ormone della crescita, importanti per la salute generale e la performance atletica.

Integratori per il Sonno

1. Melatonina: Conosciuta come l'ormone del sonno, aiuta a regolare i cicli di sonno-veglia e può essere particolarmente utile per gestire il jet lag o per coloro che lavorano su turni.

2. Magnesio: Ha un effetto rilassante sui muscoli e può migliorare la qualità del sonno, in particolare nelle persone con carenza di magnesio.

3. Camomilla e Valeriana: Erbe tradizionalmente usate per i loro effetti calmanti, possono aiutare a rilassarsi prima di andare a letto.

4. L-Theanina: Aminoacido presente nel tè verde, è noto per promuovere il rilassamento e migliorare la qualità del sonno.

Strategie per Integrare il Sonno

Routine Serale: Creare una routine serale che incoraggi il rilassamento e prepari il corpo al sonno, inclusa la riduzione dell'esposizione alla luce blu e la pratica di tecniche di rilassamento come la meditazione.

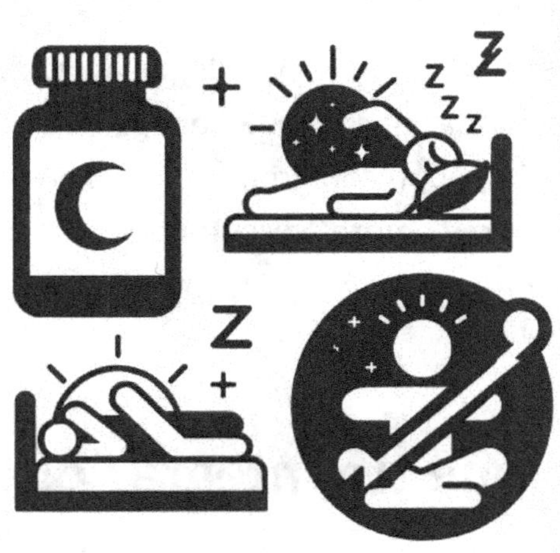

Evitare Stimolanti Sera: Limitare l'assunzione di caffeina e altri stimolanti nelle ore serali per non disturbare il ciclo del sonno.

Benefici del Sonno Migliorato

Miglioramento della Funzione Cognitiva: Un sonno di qualità è essenziale per la chiarezza mentale, la memoria e la concentrazione.

Gestione dello Stress e dell'Umore: Il sonno adeguato può ridurre i livelli di stress e migliorare l'umore, influenzando positivamente la salute mentale e emotiva.

Considerazioni sull'Uso degli Integratori per il Sonno

Dosaggi e Sicurezza: È importante rispettare i dosaggi raccomandati e iniziare con dosi basse, specialmente con integratori come la melatonina.

Conclusione

Migliorare la qualità del sonno attraverso l'uso di integratori può avere un impatto significativo sulla salute fisica e mentale. Per gli atleti e le persone attive, un sonno di qualità è cruciale per il recupero, la performance e il benessere generale. Nel prossimo capitolo, punto 8.3, approfondiremo la relazione tra integrazione, sonno e umore., discutendo come possono essere utilizzati per ottimizzare i livelli di energia

8.3 Relazione tra Integrazione, Sonno e Umore

In questo capitolo esploriamo in dettaglio la complessa interazione tra integrazione, sonno e umore, enfatizzando come questi elementi siano interconnessi e influenzino reciprocamente la salute e il benessere generale, specialmente negli atleti e nelle persone con stili di vita molto attivi.

Importanza del Sonno per l'Umore e la Salute Mentale

1. Riposo Mentale: Il sonno di qualità è essenziale per il riposo mentale, permettendo al cervello di recuperare e processare le esperienze della giornata.

2. Regolazione Emotiva: Un sonno adeguato aiuta a regolare

le risposte emotive e lo stress, migliorando la resilienza mentale e l'equilibrio emotivo.

Integrazione e Miglioramento del Sonno

1. Integratori di Supporto al Sonno: Integratori come melatonina, magnesio possono migliorare la qualità del sonno, portando a un impatto positivo sull'umore e sulla salute mentale.

2. Adattogeni per la Gestione dello Stress: Integratori come ashwagandha e rhodiola possono aiutare a gestire lo stress, migliorando indirettamente la qualità del sonno e, di conseguenza, l'umore.

Sonno, Umore e Performance Atletica

1. Influenza sulla Performance: La qualità del sonno influisce direttamente sulle capacità cognitive e fisiche, essenziali per gli atleti nelle loro prestazioni e allenamenti.

2. Gestione dell'Affaticamento: Un sonno adeguato riduce l'affaticamento mentale e fisico, migliorando l'energia e l'umore, che sono cruciali per l'adempimento efficace degli obiettivi atletici.

Effetti degli Integratori sul Sonno e sull'Umore

Equilibrio Ormonale: Alcuni integratori possono influenzare gli ormoni legati allo stress come il cortisolo, che a sua volta può influenzare il sonno e l'umore.

Neurotrasmettitori e Umore: Integratori che influenzano i neurotrasmettitori, come la serotonina e la dopamina, possono avere effetti diretti e indiretti sul sonno e sull'umore.

Alimentazione, Stile di Vita e il loro Impatto
Dieta e Nutrizione: Una dieta equilibrata, ricca di nutrienti essenziali, supporta sia la salute mentale che la qualità del sonno. Attività Fisica: L'esercizio regolare può migliorare sia il sonno che l'umore, creando un ciclo virtuoso di benessere e salute fisica.

Monitoraggio e Adattamento dell'Integrazione
Valutazione Personale: È importante monitorare come specifici integratori influenzano il sonno e l'umore, poiché la reazione può variare notevolmente da persona a persona.

Consultazioni Professionali: Prima di iniziare qualsiasi nuovo regime di integrazione, in particolare quelli che influenzano il sonno e l'umore, è consigliabile consultare un medico o un professionista della salute mentale.

Conclusioni
L'interrelazione tra integrazione, sonno e umore è complessa ma fondamentale per il benessere complessivo. Un approccio olistico che include integratori mirati, una dieta equilibrata e uno stile di vita attivo può aiutare a ottimizzare questi aspetti, migliorando la salute mentale e fisica.

8.4 Gestione dello Stile di Vita e Integrazione

Ora ci concentreremo sulla gestione dello stile di vita e

sull'importanza dell'integrazione come parte di una strategia complessiva per il benessere e la performance. Questo capitolo discute come un approccio olistico, che combina integrazione, alimentazione, esercizio e abitudini di vita, può ottimizzare la salute generale, il benessere mentale e la performance fisica.

Integrazione nell'Ambito di uno Stile di Vita Equilibrato

Ruolo degli Integratori: Gli integratori possono colmare le lacune nutrizionali, supportare la funzione corporea e migliorare la performance fisica e mentale, ma devono essere visti come complementi a una dieta equilibrata e uno stile di vita sano.

Personalizzazione dell'Integrazione: La scelta degli integratori dovrebbe essere basata su esigenze individuali, obiettivi di fitness, condizioni di salute e stili di vita.

Alimentazione e Integrazione

Dieta Bilanciata: Una dieta ricca di frutta, verdura, proteine magre, carboidrati complessi e grassi sani fornisce la maggior parte dei nutrienti essenziali necessari per il mantenimento della salute.

Complemento con Integratori: Gli integratori possono essere usati per migliorare l'apporto di nutrienti specifici che potrebbero mancare in una dieta, come vitamine, minerali, acidi grassi essenziali o aminoacidi.

Esercizio Fisico e Integrazione

Supporto all'Allenamento: Integratori come proteine in polvere, BCAA, o creatina possono migliorare la performance dell'allenamento e il recupero muscolare.

Esercizio per la Salute Mentale: L'attività fisica regolare non solo beneficia il corpo, ma anche la mente, migliorando l'umore e riducendo lo stress.

Gestione dello Stress e Integrazione

Integratori per lo Stress: Adattogeni come ashwagandha, rhodiola e ginseng possono aiutare a gestire lo stress fisico e mentale.

Tecniche di Riduzione dello Stress: Pratiche come la meditazione, lo yoga e la respirazione profonda possono essere integrate per migliorare la gestione dello stress.

Sonno e Integrazione

Integratori per il Sonno: Integratori come la melatonina o estratti di erbe calmanti possono aiutare a migliorare la qualità del sonno, cruciale per la rigenerazione e il recupero.

La melatonina, un ormone cruciale per la regolazione del ritmo circadiano, viene principalmente prodotta nella ghiandola pineale del cervello, nota anche come epifisi. La sua secrezione è influenzata dalla luce: la presenza di luce,

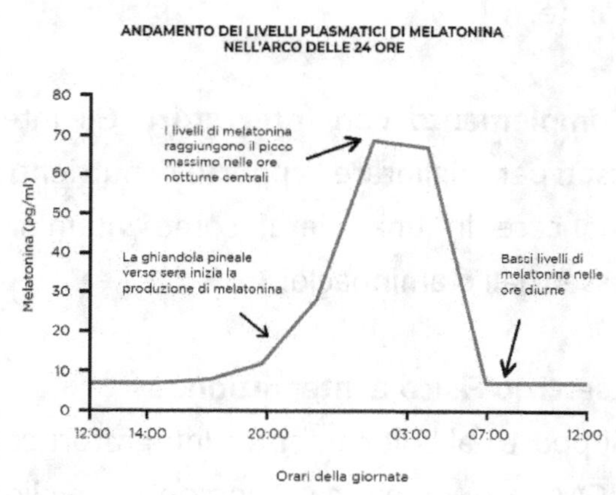

captata dalla retina, invia un segnale all'epifisi che inibisce la produzione di melatonina.

Al contrario, l'oscurità stimola la liberazione di questo ormone, come illustrato nel grafico

Routine Pre-Sonno: Creare una routine serale che incoraggi il rilassamento e prepari il corpo al riposo può migliorare significativamente la qualità del sonno.

Monitoraggio e Valutazione

Revisione Regolare: Monitorare regolarmente l'efficacia degli integratori e la loro interazione con lo stile di vita, la dieta e l'esercizio.

Consultazione con Esperti: Collaborare con professionisti della salute per garantire che l'approccio di integrazione sia sicuro ed efficace.

Conclusioni

Una gestione efficace dello stile di vita, integrata con un uso appropriato degli integratori, può portare a miglioramenti significativi nella salute fisica e mentale, nel benessere e nella performance. Gli integratori dovrebbero essere utilizzati come parte di un approccio olistico alla salute, che include anche nutrizione, esercizio fisico, gestione dello stress e abitudini di sonno salutari.

CAPITOLO 9: INTEGRAZIONE NEL BODYBUILDING, CORSA E CICLISMO

9.1 Integratori specifici per bodybuilding

In questo capitolo tratteremo in modo approfondito degli integratori specifici per il bodybuilding, un aspetto fondamentale per chiunque sia coinvolto in questo sport. Questi integratori sono progettati per ottimizzare la crescita muscolare, migliorare il recupero e aumentare le prestazioni durante l'allenamento. In questo capitolo, esploriamo i tipi più comuni di integratori usati nel bodybuilding e il loro impatto sullo sviluppo muscolare e sulle performance.

Importanza degli Integratori nel Bodybuilding
Supporto alla Crescita Muscolare: Gli integratori possono fornire nutrienti essenziali che promuovono l'ipertrofia muscolare, indispensabili per il bodybuilding.

Miglioramento del Recupero: Una rapida rigenerazione muscolare è cruciale per consentire frequenti e intensi allenamenti.

Integratori Chiave per il Bodybuilding

1. Proteine in Polvere: Fondamentali per la riparazione e la crescita muscolare, le proteine in polvere come il siero di latte, la caseina o le proteine vegetali forniscono un apporto proteico di facile digestione e assorbimento.

2. **EAA** (Aminoacidi essenziali): Essenziali per la sintesi proteica e la riduzione del catabolismo muscolare, gli EAA sono particolarmente utili durante i periodi di allenamento intensivo e di dieta ipocalorica.

3. **Creatina**: Migliora la forza e la potenza, supportando prestazioni intense e brevi, come il sollevamento pesi.

4. **Beta-Alanina**: Aumenta i livelli di carnosina muscolare, aiutando a ritardare la fatica muscolare durante gli allenamenti intensi.

Integratori per il Supporto Energetico

1. Caffeina: Un potente stimolante che può aumentare la concentrazione e l'energia, migliorando la performance durante l'allenamento.

2. Pre-Workout: Formulazioni specifiche che combinano caffeina, creatina, beta-alanina e altri composti per massimizzare le prestazioni pre-allenamento.

Integrazione per il Recupero

Glutammina: Aiuta nella riparazione e nella crescita muscolare e può supportare il sistema immunitario, spesso stressato da allenamenti intensi.

Omega-3: Riducono l'infiammazione e possono aiutare a velocizzare il processo di recupero muscolare.

Nutrizione e Integrazione
1. Dieta e Integrazione: Gli integratori dovrebbero essere usati in complemento a una dieta ben bilanciata, ricca di nutrienti essenziali per il bodybuilding.

2. Idratazione: Mantenere una corretta idratazione è fondamentale, specialmente quando si utilizzano integratori che possono influenzare il bilancio idrico.

Considerazioni sull'Uso degli Integratori nel Bodybuilding
Dosaggi e Sicurezza: Seguire le raccomandazioni di dosaggio e monitorare eventuali effetti collaterali, specialmente con l'uso di stimolanti come la caffeina.

Personalizzazione: Adattare la scelta e la quantità di integratori in base alle esigenze individuali, alla tolleranza e agli obiettivi specifici di bodybuilding.

Conclusioni
Gli integratori possono svolgere un ruolo significativo nel bodybuilding, supportando la crescita e il recupero muscolare e migliorando le prestazioni di allenamento. Una strategia di integrazione ben pianificata, combinata con una dieta adeguata e un regime di allenamento appropriato, può portare a miglioramenti notevoli. Nel prossimo, punto 9.2, approfondiremo gli integratori specifici per altri sport, esplorando come variano le esigenze di integrazione in discipline diverse dal bodybuilding

9.2 Integratori Specifici per Diverse Discipline Sportive

Ogni sport ha le sue esigenze uniche in termini di nutrizione e supplementazione, a seconda dell'intensità, della durata dell'attività e degli obiettivi specifici. Questo capitolo esplora come gli atleti di diverse discipline possono utilizzare gli integratori per migliorare la loro performance, il recupero e la salute generale.

Integratori per Sport di Endurance

Carboidrati: Fondamentali per mantenere le riserve di energia durante attività di lunga durata come maratone e ciclismo. Gel energetici e bevande a base di carboidrati sono popolari per il loro rapido assorbimento.

Elettroliti: Per prevenire crampi e mantenere l'equilibrio idrico, specialmente in eventi di endurance in condizioni calde.

Integratori per Sport di Forza e Potenza

Creatina: Usata per migliorare la forza e la potenza esplosiva in sport come il sollevamento pesi e il sprint.

Proteine e Aminoacidi: Per sostenere la crescita e il recupero muscolare in sport che richiedono potenza muscolare e velocità.

Integratori per Sport di Squadra

Bevande Energetiche: Per fornire energia rapida e sostenere

la performance in giochi di squadra

Recupero Post-Allenamento: Integratori che combinano carboidrati e proteine per aiutare a ripristinare le riserve di glicogeno e riparare i tessuti muscolari.

Integratori per Sport Acquatici

Omega-3: Per la loro azione anti-infiammatoria, beneficiando gli atleti in sport come il nuoto e il canottaggio.

Integratori Multivitaminici: Per garantire un apporto equilibrato di nutrienti essenziali che possono essere persi durante attività prolungate in acqua.

Integratori per Atleti di Combattimento

Integratori per la Resistenza: Come la beta-alanina, per sostenere le prestazioni in sport di combattimento che richiedono sia resistenza che esplosività.

Supporto al Recupero: Integratori antinfiammatori e di supporto al tessuto connettivo, importanti per atleti coinvolti in arti marziali e boxe.

Gestione dell'Integrazione attraverso le Stagioni

Periodizzazione dell'Integrazione: Adattare gli integratori alle diverse fasi della stagione sportiva, come l'allenamento pre-gara, la competizione e il recupero post-gara.

Valutazione delle Esigenze Individuali: Ogni atleta ha esigenze uniche che possono variare in base alla disciplina sportiva, alla fase della stagione e alle condizioni fisiche personali.

Considerazioni Generali

Sicurezza e Conformità: Assicurarsi che gli integratori siano conformi alle linee guida antidoping e siano sicuri per l'uso.

Consultazione con Esperti: Lavorare con nutrizionisti sportivi o allenatori per sviluppare un piano di integrazione personalizzato e basato sull'evidenza.

Conclusioni

La scelta e l'uso degli integratori variano notevolmente tra le diverse discipline sportive. Una comprensione chiara delle esigenze specifiche di ciascuno sport è fondamentale per massimizzare i benefici dell'integrazione.

9.3 Quando Evitare Specifici Integratori

In questo capitolo ci concentriamo su situazioni specifiche in cui alcuni integratori dovrebbero essere evitati o usati con cautela. La comprensione di quando e perché evitare certi integratori è cruciale per garantire la sicurezza e la salute ottimali degli atleti e degli individui attivi. In questo capitolo, esploriamo varie circostanze e condizioni in cui l'uso di specifici integratori può essere controproducente o addirittura dannoso.

Intolleranze e Allergie

Reazioni Allergiche: Evitare integratori che contengono allergeni noti, come lattosio, glutine o frutti di mare, specialmente in individui con allergie alimentari documentate.

Intolleranze Digestive: Integratori che possono causare disturbi gastrointestinali in persone con intolleranze o sensibilità specifiche.

Interazioni con Farmaci e Condizioni Mediche
Interazioni Farmacologiche: Alcuni integratori possono interagire negativamente con farmaci prescritti, alterando la loro efficacia o causando effetti collaterali.

Condizioni di Salute Preesistenti: Evitare integratori che possono aggravare condizioni mediche esistenti, come integratori stimolanti in individui con problemi cardiaci.

Gravidanza e Allattamento
1. Sicurezza Fetale e Neonatale: Evitare l'uso di integratori non approvati o non raccomandati durante la gravidanza e l'allattamento, per prevenire potenziali rischi per il bambino.

2. Consultazione con un Medico: È fondamentale consultare un medico prima di assumere qualsiasi integratore in queste condizioni.

Durante la Riduzione del Peso e il Cutting
Stimolanti e Termogenici: Essere cauti con l'uso di integratori termogenici e stimolanti, che possono avere effetti collaterali come l'aumento della frequenza cardiaca e la pressione sanguigna.

Rischi di Disidratazione: Evitare integratori diuretici che possono causare disidratazione e squilibri elettrolitici durante la perdita di peso o il cutting.

Uso di Integratori in Giovani Atleti

Integratori e Crescita: La cautela è consigliata nell'uso di integratori per bambini e adolescenti, in quanto alcuni possono influenzare la crescita e lo sviluppo.

Concentrazione su Dieta e Allenamento: Per i giovani atleti, l'enfasi dovrebbe essere posta su una dieta equilibrata e un allenamento appropriato piuttosto che sull'integrazione.

Uso Responsabile degli Integratori

Conoscenza degli Ingredienti: Essere consapevoli degli ingredienti e dei loro possibili effetti collaterali.

Evitare il Sovradosaggio: Rispettare le raccomandazioni di dosaggio per evitare potenziali effetti nocivi dovuti al sovradosaggio.

Conclusioni

La conoscenza di quando evitare specifici integratori è fondamentale per garantire una pratica sportiva sicura e salutare. È importante valutare individualmente l'uso degli integratori, tenendo conto delle condizioni di salute, delle interazioni farmacologiche, delle esigenze nutrizionali e degli obiettivi specifici.

CAPITOLO 10: INTEGRATORI PER DONNE E UOMINI:

10.1 Considerazioni Generali sulle Differenze di Genere negli Integratori

Il punto 10.1 del libro esplora le considerazioni generali sulle differenze di genere nell'uso degli integratori. Questo argomento è cruciale, poiché uomini e donne hanno esigenze nutrizionali diverse a causa delle variazioni nella fisiologia, negli ormoni e nelle esigenze metaboliche. Questo capitolo fornisce una panoramica generale su come queste differenze influenzino la selezione e l'uso degli integratori.

Differenze Fisiologiche e Nutrizionali
Basi Biologiche: Esamina le differenze biologiche tra uomini e donne che influenzano l'assorbimento e il metabolismo dei nutrienti.

Ormoni e Metabolismo: le variazioni ormonali, incluse quelle legate al ciclo mestruale, gravidanza, menopausa negli uomini e alle fasi della vita, influenzano le esigenze nutrizionali.

Esigenze Nutrizionali Specifiche
Fabbisogno di Ferro nelle Donne: Le donne, a causa della perdita

di sangue mestruale, possono avere un fabbisogno maggiore di ferro, rendendo gli integratori di ferro più rilevanti per loro.

Proteine e Massa Muscolare: Gli uomini, avendo in genere una maggiore massa muscolare, possono avere esigenze proteiche maggiori, specialmente in contesti di allenamento fisico.

Implicazioni per la Salute

Prevenzione di Malattie Specifiche di Genere: alcuni integratori possono essere utilizzati per prevenire o gestire condizioni di salute specifiche di genere, come l'osteoporosi nelle donne o i problemi alla prostata negli uomini.

Considerazioni sulle Dosi e Tipologie di Integratori

Adattamento delle Dosi: di fondamentale importanza è adattare le dosi di certi integratori in base al sesso, considerando fattori come il peso corporeo, l'attività fisica e le condizioni di salute.

Tipi di Integratori: certi tipi di integratori possono essere più adatti o efficaci per un sesso rispetto all'altro, a seconda delle loro proprietà e meccanismi di azione.

Approccio Olistico e Personalizzato

Integrazione Personalizzata: Sottolinea l'importanza di un approccio personalizzato all'integrazione, che tenga conto delle differenze individuali, oltre a quelle di genere.

Integrazione come Parte di uno Stile di Vita Sano: gli integratori dovrebbero essere utilizzati come parte di un approccio olistico alla salute, che include una dieta equilibrata, esercizio fisico regolare e gestione dello stress.

Conclusione

Questo capitolo fornisce una comprensione fondamentale delle differenze di genere negli integratori, guidando i lettori verso scelte più informate e personalizzate. La comprensione di queste differenze è essenziale per ottimizzare l'efficacia degli integratori in relazione alla salute e alla performance. Il prossimo punto, 10.2, si concentrerà sugli integratori specifici per le donne, esplorando in dettaglio le loro esigenze uniche e come possono essere soddisfatte attraverso l'integrazione.

10.2 Integratori Specifici per le Donne

Ora ci focalizziamo sugli integratori specifici per le esigenze delle donne. Le donne hanno esigenze nutrizionali uniche a causa di fattori come le differenze ormonali, la riproduzione e le fasi della vita come la gravidanza e la menopausa. Questo capitolo esplora gli integratori più benefici per le donne, tenendo conto di queste esigenze specifiche.

Salute Riproduttiva e Ormonale

Ferro e Anemia: il ferro è importante per prevenire l'anemia, specialmente per le donne in età fertile.

Acido Folico in Gravidanza: L'essenzialità dell'acido folico per la salute fetale e la prevenzione di difetti congeniti durante la gravidanza.

Esigenze Durante il Ciclo Vitale

Calcio e Osteoporosi: Focus sul bisogno di calcio per prevenire l'osteoporosi, specialmente dopo la menopausa.

Integratori per la Menopausa: Esplorazione di integratori come la soia isoflavone e il trifoglio rosso che possono aiutare a gestire i sintomi della menopausa.

Gestione del Peso e Metabolismo: integratori come il tè verde e la CLA (acido linoleico coniugato) possono essere utilizzati per supportare il metabolismo e la gestione del peso.

Questo capitolo fornisce informazioni essenziali sugli integratori specifici per le donne, tenendo conto delle loro esigenze nutrizionali uniche attraverso le diverse fasi della vita. La comprensione di queste esigenze permette alle donne di fare scelte più informate riguardo alla supplementazione. Proseguendo, nel punto 10.3, ci concentreremo sugli integratori specifici per gli uomini, esplorando come le loro esigenze uniche possono essere soddisfatte attraverso l'integrazione mirata.

10.3 Integratori Specifici per Gli Uomini

Questo capitolo esplora come gli integratori possono supportare la salute maschile, la performance fisica, la salute ormonale, e la prevenzione di malattie comuni tra gli uomini.

Supporto Ormonale e Muscolare

Testosterone e Salute Ormonale: Analisi degli integratori che possono supportare i livelli naturali di testosterone, come quelli a base di acido D-aspartico, tribulus terrestris e zinco.

Crescita e Recupero Muscolare: proteine, creatina e EAA sono tra i fondamentali per il supporto della crescita muscolare e del recupero in seguito all'esercizio fisico.

Prevenzione delle Malattie Comuni negli Uomini

Salute della Prostata: integratori per la salute della prostata, sono il saw palmetto e il licopene, che possono aiutare a prevenire problemi comuni tra gli uomini.

Salute Cardiovascolare: integratori come Omega-3, niacina e CoQ10, supportano la salute del cuore.

Integrazione Durante le Diverse Fasi della Vita

le esigenze nutrizionali degli uomini cambiano con l'età, inclusa la necessità di integratori specifici durante la mezza età e oltre.

Gestione del Peso e Metabolismo: La L-carnitina e il tè verde possono aiutare nella gestione del peso e nel supporto metabolico

Approccio Personalizzato agli Integratori

Valutazione delle Esigenze Individuali: è fondamentale valutare le esigenze individuali quando si sceglie un integratore, considerando fattori come l'età, lo stile di vita e le condizioni di salute.

Consultazione con Professionisti della Salute: è di fondamentale importanza consultare professionisti della salute prima di iniziare qualsiasi nuovo regime di integrazione, specialmente in presenza di condizioni mediche preesistenti.

Conclusioni

Questo capitolo fornisce una panoramica dettagliata degli integratori specifici per le esigenze degli uomini, sottolineando l'importanza di un approccio personalizzato e informato all'integrazione

CAPITOLO 11: APPROFONDIMENTO SULLE ESIGENZE NUTRIZIONALI E DI INTEGRAZIONE PER ATLETI OVER 50

Introduzione

Per gli over 50, è una fase della vita in cui le esigenze nutrizionali cambiano e diventa fondamentale supportare la salute in modi specifici. Questo capitolo esplora le strategie nutrizionali e gli integratori che possono aiutare a mantenere la salute, la vitalità e il benessere nelle persone anziane.

Esigenze Nutrizionali in Evoluzione

A. Cambiamenti Metabolici: avvengono con l'invecchiamento, come la ridotta efficienza nella sintesi proteica e il cambiamento nelle esigenze caloriche.

B. Assorbimento dei Nutrienti: l'assorbimento dei nutrienti può diminuire con l'età e come ciò influenzi la dieta e l'integrazione.

Integratori Chiave per gli Over 50

A. Vitamina D e Calcio: Enfasi sull'importanza della vitamina

D e del calcio per mantenere la salute delle ossa e prevenire l'osteoporosi.

B. Proteine di Alta Qualità: Discussione sull'importanza di un adeguato apporto proteico per preservare la massa muscolare e prevenire la sarcopenia.

C. Omega-3 e Salute Cardiovascolare: Esplorazione del ruolo degli acidi grassi Omega-3 nel supporto della salute cardiovascolare e nella riduzione dell'infiammazione.

Prevenzione delle Malattie Comuni

A. Supporto alla Salute Cognitiva: prendere in considerazione integratori che possono supportare la salute cognitiva, come i nootropi e gli antiossidanti, per contrastare il declino cognitivo.

B. Gestione delle Condizioni Croniche: una dieta equilibrata e specifici integratori possono aiutare nella gestione di condizioni croniche comuni negli anziani, come il diabete e l'ipertensione.

Integrazione per il Benessere Generale

Multivitaminici e Minerali:

Considerazione dell'uso di integratori multivitaminici/minerali per colmare eventuali carenze alimentari.

Fibre e Salute Digestiva: Sottolineare l'importanza delle fibre e di integratori probiotici per mantenere una buona salute digestiva.

Approccio Personalizzato all'Integrazione

Valutazione delle Esigenze Individuali: Incoraggiare gli over 50 a valutare le proprie esigenze nutrizionali individuali, possibilmente con l'aiuto di un professionista della salute.

Conclusioni

Questo capitolo fornisce una guida essenziale per comprendere le esigenze nutrizionali e di integrazione degli over 50, sottolineando come un approccio personalizzato possa migliorare significativamente la qualità della vita e supportare la salute a lungo termine. Nel prossimo punto, 11.2, ci concentreremo sulla nutrizione e gli integratori specifici per la salute del cuore, esaminando come una dieta e una supplementazione mirate possano contribuire a una salute cardiovascolare ottimale in questa fascia d'età.

11.1 Nutrizione e Integratori per la Salute del Cuore per Over 50

Con l'avanzare dell'età, il rischio di malattie cardiache aumenta, rendendo essenziale un approccio proattivo per il supporto del cuore. Cambiamenti Cardiovascolari con l'Età

Rischi Aumentati:
cambiamenti nel sistema cardiovascolare che si verificano con l'età, come l'aumento della rigidità delle arterie e il cambiamento nei livelli di lipidi nel sangue.
Da tenere in seria considerazione fattori di rischio modificabili, come l'ipertensione, il colesterolo alto e l'obesità.

Integratori per il Supporto Cardiaco
Omega-3 Acidi Grassi: L'importanza degli acidi grassi Omega-3 (EPA e DHA) nel ridurre l'infiammazione e supportare la salute cardiovascolare, e la loro fonte dagli oli di pesce o fonti vegetali.

Dieta per la Salute del Cuore
Alimentazione Mediterranea: Innumerevoli i benefici di questa dieta, ricca di frutta, verdura, cereali integrali, pesce e olio d'oliva.

Controllo del Colesterolo: una dieta bassa in grassi saturi e trans per il controllo del colesterolo.

La quantificazione del colesterolo avviene attraverso analisi del sangue, che permettono di determinare:
il livello totale di colesterolo;
le lipoproteine ad alta densità HDL, note come il 'colesterolo buono', che svolgono una funzione protettiva;
le lipoproteine a bassa densità LDL, riferite comunemente come il 'colesterolo cattivo'

PARAMETRO	ALTO RISCHIO	BORDELINE	DESIDERABILE
Colesterolo totale	> 239	200-239	< 200
LDL	> 160	130-159	< 130
HDL (uomo)	< 35	35-39	> 39
HDL (donna)	< 40	40-45	> 45

Integratori per la Gestione della Pressione Sanguigna
Potassio e Magnesio: supportano livelli sani di pressione sanguigna.

Aglio e Altri Integratori Naturali: a base di erbe possono contribuire alla salute cardiovascolare.

Prevenzione attraverso l'Integrazione
Integratori Antiossidanti come la vitamina C e E proteggono le arterie dall'ossidazione del colesterolo LDL.

Fibre e Salute Cardiovascolare: L'importanza delle fibre nel ridurre il colesterolo e nel promuovere la salute del cuore.

Considerazioni Pratiche
   A. Approccio Personalizzato: un approccio personalizzato all'integrazione e alla dieta, in base alle esigenze e alle condizioni di salute individuali è fondamentale
   B. Consultazione con Professionisti della Salute: Da non sottovalutare l'importanza della consultazione con un medico o un nutrizionista per garantire un approccio sicuro e efficace all'integrazione per la salute cardiovascolare.

Conclusioni
Questo capitolo fornisce informazioni dettagliate e consigli pratici su come gli over 50 possono utilizzare la nutrizione e l'integrazione per supportare e migliorare la salute del cuore. L'approccio deve essere personalizzato e tenere conto di tutti gli aspetti della salute cardiovascolare. Nel prossimo punto, 11.2, esploreremo specifici integratori e strategie nutrizionali per supportare la funzione cognitiva e la salute del cervello negli over 50.

11.2 Integratori e Nutrizione per la Funzione Cognitiva per Over 50

Introduzione

Il punto 11.2 del libro si dedica alla nutrizione e agli integratori specifici per il supporto della funzione cognitiva negli individui over 50. Con l'invecchiamento, la salute cognitiva diventa una preoccupazione crescente, e la nutrizione gioca un ruolo cruciale nel mantenere e potenziare le funzioni cognitive.

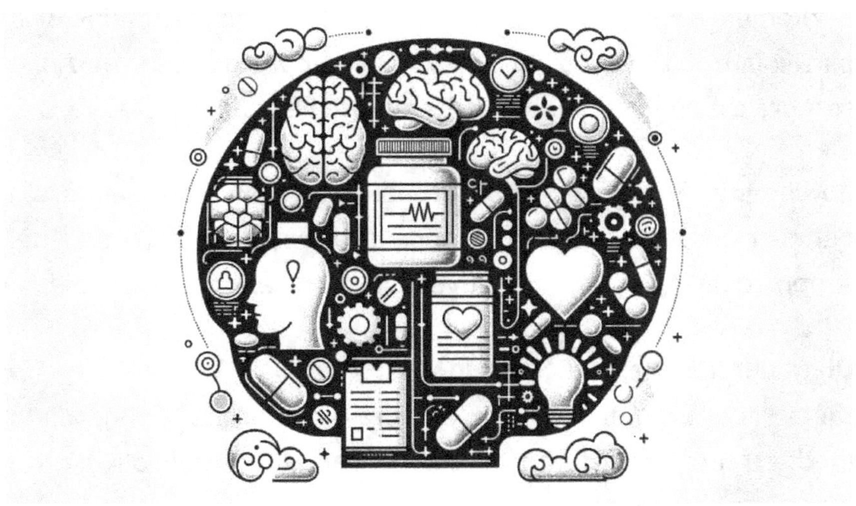

Importanza della Salute Cognitiva nell'Invecchiamento

Declino Cognitivo e Invecchiamento: Esplorazione dei cambiamenti cognitivi comuni associati all'invecchiamento, come la diminuzione della memoria e dell'attenzione.

Prevenzione del Declino Cognitivo: una nutrizione adeguata e l'integrazione possono contribuire a rallentare o prevenire il declino cognitivo.

Integratori Chiave per il Supporto Cognitivo

Omega-3 Acidi Grassi: L'importanza degli acidi grassi Omega-3, in particolare DHA, nel mantenimento della salute delle cellule cerebrali e nella prevenzione del declino cognitivo.

Antiossidanti e Salute del Cervello: Ruolo degli antiossidanti come la vitamina E, il resveratrolo e i flavonoidi nel proteggere le cellule cerebrali dallo stress ossidativo.

Nutrienti per il Cervello

B-Vitamine e Funzione Cognitiva: l'importanza delle vitamine B, in particolare B12 e acido folico, nel supporto della funzione cerebrale e nella prevenzione di malattie neurodegenerative.

Curcumina e Protezione Neuronale: da non sottovalutare i benefici della curcumina, il principio attivo della curcuma, nel supporto delle funzioni cognitive e nella protezione neuronale.

Dieta per il Sostegno Cognitivo
Dieta Mediterranea e Salute Cerebrale: L'efficacia di una dieta mediterranea, ricca di frutta, verdura, cereali integrali, olio d'oliva e pesce, nel promuovere la salute cognitiva.

Alimenti Ricchi di DHA e EPA: Incoraggiare il consumo di pesci grassi come salmone, sgombro e sardine, che sono fonti naturali di DHA e EPA.

Stile di Vita e Salute Cognitiva
Attività Fisica e Cervello: Fondamentale il legame tra esercizio fisico regolare e il miglioramento della funzione cognitiva e della salute del cervello.

Gestione dello Stress e Salute Mentale: Discutere l'importanza della gestione dello stress e del sonno adeguato al mantenimento della salute cognitiva.

Conclusioni

In questo capitolo, abbiamo esplorato come la nutrizione adeguata e la supplementazione mirata possano supportare la salute cognitiva negli individui over 50. È evidente che l'adozione di uno stile di vita sano, integrato con nutrienti chiave, può avere un impatto positivo sulla funzione cognitiva e sul benessere generale. Nel prossimo punto, 11.3, ci concentreremo su strategie specifiche per il mantenimento della massa muscolare e della forza fisica negli over 50, analizzando come l'integrazione possa supportare la salute muscolare e la prevenzione della sarcopenia.

11.3 Mantenimento della Massa Muscolare e della Forza Fisica negli Over 50

Introduzione

In questa età, la massa muscolare tende a diminuire, un fenomeno noto come sarcopenia. Esploreremo come integratori e nutrizione adeguata possano aiutare a contrastare questa tendenza.

Sarcopenia e Invecchiamento

Definizione e Impatti della Sarcopenia: Discussione sulla

sarcopenia, le sue cause, e come influisce sulla qualità della vita degli anziani.

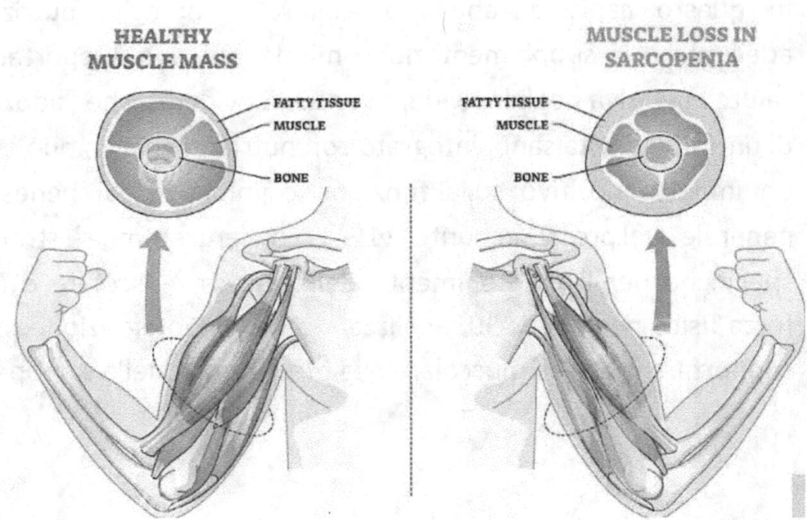

Fattori di Rischio e Prevenzione: Analisi dei fattori di rischio associati alla perdita di massa muscolare e strategie per prevenirla.

Nutrienti Chiave per la Salute Muscolare

Proteine e Aminoacidi: L'importanza di un adeguato apporto di proteine, in particolare gli aminoacidi essenziali, per la sintesi proteica e la manutenzione muscolare.

Vitamina D e Salute Muscolare: Fondamentale è il ruolo della vitamina D nella salute muscolare e nella prevenzione delle cadute.

Integratori per il Supporto Muscolare

Creatina per la Forza Muscolare: la creatina è fondamentale per migliorare la forza e la massa muscolare, particolarmente utile negli anziani.

Integratori di BCAA: Diversi i benefici degli aminoacidi a catena ramificata (BCAA) nel supporto alla sintesi proteica e nella prevenzione del catabolismo muscolare.

Alimentazione e Stile di Vita per la Salute Muscolare

Dieta Equilibrata e Ricca di Nutrienti: da sottolineare l'importanza di una dieta equilibrata che includa fonti variegate di proteine, vitamine e minerali.

Attività Fisica Regolare: Incoraggiare l'esercizio fisico regolare, in particolare attività di resistenza e di forza, per mantenere la massa muscolare e la funzionalità.

Prevenzione della Sarcopenia

Screening e Valutazione Precoce: L'importanza della diagnosi precoce della sarcopenia e del monitoraggio regolare della massa muscolare.

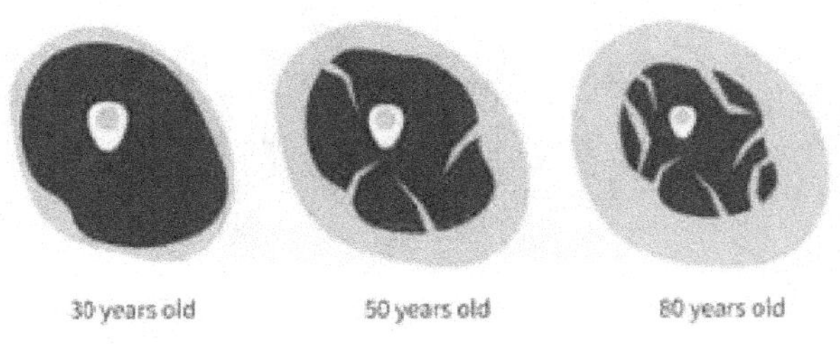

Integrazione e Esercizio Come Approccio Combinato: un approccio combinato di integrazione e esercizio fisico può essere la strategia più efficace per prevenire o rallentare la sarcopenia.

Esiste uno studio affascinante che illustra le varie fasi della sarcopenia attraverso un diagramma circolare, mostrando come esse si susseguano e si ripetano in un ciclo degenerativo scatenato dalla sarcopenia stessa:

Nello schema sotto il Ciclo evolutivo della Sarcopenia

Ma quando e perché inizia il processo di sarcopenia?

È noto che la sarcopenia inizia a manifestarsi intorno ai quarant'anni, portando a una riduzione della massa muscolare di circa il 3-5% entro i 50 anni, e poi dell'1-2% annualmente. Questo trend porta a una diminuzione della metà del tessuto muscolare entro i 75 anni nel 40% delle persone, con una leggera predominanza negli uomini rispetto alle donne."

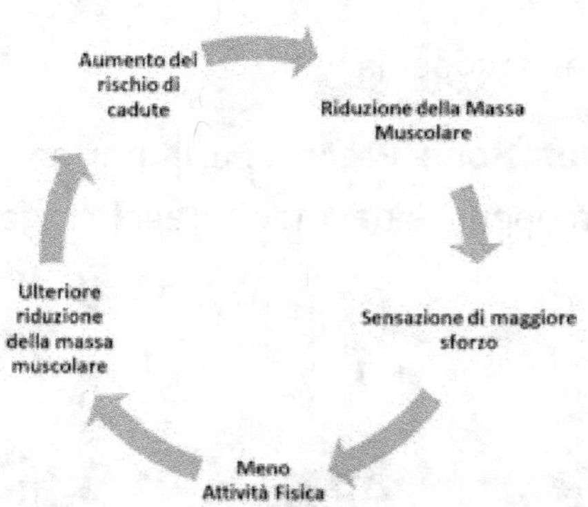

Conclusioni

Questo capitolo evidenzia l'importanza di una nutrizione adeguata e l'uso di integratori specifici per il mantenimento della salute muscolare negli over 50. La combinazione di una dieta appropriata, l'integrazione mirata e l'esercizio fisico regolare può aiutare a preservare la forza e la massa muscolare, contribuendo a un invecchiamento sano e attivo. Nel prossimo punto, 11.5, esploreremo le strategie nutrizionali e di integrazione per il supporto della salute articolare, un altro aspetto cruciale del benessere negli anziani.

11.5 Strategie Nutrizionali e di Integrazione per la Salute Articolare negli Over 50

Introduzione

Con l'età, le articolazioni possono diventare più suscettibili a usura, infiammazione e artrite, rendendo cruciale un approccio proattivo per mantenere la mobilità e ridurre il dolore.

Rilevanza della Salute Articolare nell'Invecchiamento

1. Invecchiamento e Articolazioni: l'invecchiamento influisce sulle articolazioni, inclusa la riduzione della cartilagine e l'aumento del rischio di artrite.
2. Impatto sulla Qualità della Vita: problemi articolari possono influenzare la mobilità, l'indipendenza e la qualità della vita negli anziani.

Integratori per il Supporto Articolare

1. **Glucosamina e Condroitina**: molteplici i benefici della glucosamina e della condroitina nel supporto della cartilagine articolare e nella riduzione del dolore articolare.

2. **Omega-3 e Antinfiammatori Naturali:** acidi grassi Omega-3 e altri antinfiammatori naturali, come la curcumina, hanno la capacità capacità di ridurre l'infiammazione nelle articolazioni.

Vitamine e Minerali per le Articolazioni

1. **Vitamina D e Calcio:** L'importanza della vitamina D e del calcio nella prevenzione dell'osteoporosi e nel mantenimento della salute delle ossa.
2. **Magnesio e Altri Minerali:** fondamentale il ruolo del magnesio e altri minerali nell'assistere la funzione muscolare e articolare.

Alimentazione e Dieta per le Articolazioni

1. **Dieta Antinfiammatoria**: Sottolineare l'importanza di una dieta antinfiammatoria, ricca di antiossidanti, per la salute delle articolazioni.
2. **Evitare Alimenti Pro-infiammatori**: come quelli ricchi di zuccheri e grassi saturi, che possono esacerbare l'infiammazione.

Stile di Vita e Prevenzione

1. **Attività Fisica Regolare:** Incoraggiare l'attività fisica

regolare e esercizi a basso impatto per mantenere la flessibilità e la forza delle articolazioni.

2. **Gestione del Peso**: il mantenimento di un peso ideale può ridurre lo stress sulle articolazioni e prevenire problemi articolari.

Conclusioni

Questo capitolo fornisce un'analisi approfondita delle strategie nutrizionali e di integrazione per supportare la salute articolare negli over 50. Attraverso un approccio combinato che include dieta, integrazione e stile di vita, è possibile mantenere le articolazioni sane e funzionali.

CAPITOLO 12: IDENTIFICAZIONE E PREVENZIONE DEGLI ERRORI COMUNI NELL'USO DEGLI INTEGRATORI

12.1 Evitare gli Errori Comuni

Introduzione

Nel punto 12.1 "Evitare gli Errori Comuni", ci focalizziamo su come identificare e prevenire gli errori più comuni che le persone commettono quando utilizzano integratori. Questo aspetto è cruciale per garantire che l'uso di integratori sia efficace e sicuro.

Errori Comuni nell'Uso degli Integratori

1. Sovradosaggio e Uso Eccessivo: il sovradosaggio o l'uso eccessivo di integratori può portare a effetti collaterali negativi, interazioni farmacologiche e tossicità.

2. Dipendenza da Integratori e Trascuratezza della Dieta: la dipendenza eccessiva dagli integratori può portare a trascurare l'importanza di una dieta equilibrata e varia.

Mancata Comprensione delle Etichette e dei Contenuti

1. Misinterpretazione delle Etichette: leggere e comprendere correttamente le etichette degli integratori, inclusi gli ingredienti, le dosi consigliate e le avvertenze.

2. Scelta di Prodotti Non Certificati o Non Testati: non sottovalutare rischi associati alla scelta di integratori non certificati o testati, che possono contenere ingredienti nocivi o non dichiarati.

Ignorare le Proprie Esigenze Specifiche e Condizioni di Salute

1. Mancata Personalizzazione: da sottolineare l'importanza di personalizzare l'uso degli integratori in base alle esigenze individuali, alle condizioni di salute e agli obiettivi specifici.

2. Trascurare Consigli Medici: è necessario consultare un medico o un nutrizionista prima di iniziare o modificare un regime di integrazione, specialmente in presenza di condizioni mediche o l'uso di farmaci.

Ricerca Inadeguata e Credenze Mito-Driven

1. Credenze Infondate e Miti: Discussione su come i miti e le informazioni errate possano portare a scelte sbagliate e potenzialmente pericolose nell'uso degli integratori.
2. Mancanza di Ricerca Approfondita: L'importanza di condurre una ricerca approfondita e basata sull'evidenza prima di scegliere un integratore.

Prevenzione e Strategie Correttive

1. Educazione e Informazione: Incoraggiare gli utenti di integratori ad educarsi sui prodotti, comprendendo gli effetti, i benefici e i potenziali rischi.
2. Revisione e Valutazione Periodica: La necessità di una revisione e valutazione periodica dell'uso di integratori per garantire che rimangano appropriati e benefici.

Conclusioni

Questo capitolo offre una guida fondamentale per evitare errori comuni e trappole nell'uso degli integratori, sottolineando l'importanza di un approccio informato e personalizzato. La comprensione e l'evitamento di questi errori sono cruciali per massimizzare i benefici degli integratori mantenendo la sicurezza. Nel prossimo punto, 12.2, esamineremo come le tendenze e le mode influenzino l'uso degli integratori e come distinguerle da approcci basati sull'evidenza.

12.2 Discernere le Mode dalle Evidenze Scientifiche nell'Uso degli Integratori

Introduzione

Il punto 12.2 del capitolo "Evitare gli Errori Comuni" si concentra su come distinguere le tendenze di moda dagli approcci basati sull'evidenza scientifica nell'uso degli integratori. In un'era in cui abbondano informazioni e prodotti nuovi, è fondamentale saper riconoscere ciò che è supportato da solide ricerche scientifiche.

Comprensione delle Tendenze nel Mercato degli Integratori

1. Identificazione delle Mode: Discussione su come identificare le tendenze e le mode nel mercato degli integratori, che spesso promettono risultati rapidi senza basi scientifiche.

2. Rischi delle Tendenze Non Provate: Analisi dei rischi associati al seguire mode e tendenze non supportate da prove scientifiche, inclusi potenziali danni alla salute e spreco di denaro.

Valutazione delle Evidenze Scientifiche

1. Ricerca di Studi: Sottolineare l'importanza di cercare studi e prove scientifiche prima di decidere di utilizzare un integratore.

2. Consulenza con Professionisti: Incoraggiare la consultazione con medici, nutrizionisti o altri professionisti della salute per ottenere una valutazione basata su prove scientifiche.

Marketing vs. Efficacia Reale

1. Pubblicità Ingannevole: Attenzione a come il marketing e la pubblicità possano influenzare la percezione degli integratori e portare a scelte non informate.

2. Analisi Critica delle Affermazioni: analizzare criticamente le affermazioni di marketing e riconoscere quando mancano di supporto scientifico.

Uso Responsabile e Informato degli Integratori

1. Approccio Basato sull'Evidenza: Sottolineare l'importanza di un approccio basato sull'evidenza nell'uso degli

integratori, evitando di farsi guidare da mode e affermazioni non provate.

2. Aggiornamento Costante: è importante rimanere informati sulle ultime ricerche e sviluppi nel campo degli integratori.

Impatto delle Mode sul Comportamento di Acquisto

1. Influenza delle Mode sui Consumatori: le tendenze possano influenzare il comportamento di acquisto e la scelta degli integratori.
2. Sviluppo di una Mentalità Critica: Incoraggiare lo sviluppo di una mentalità critica nei confronti delle informazioni sugli integratori, distinguendo tra consigli basati su marketing e quelli basati su ricerca.

Conclusioni

Questo capitolo offre strumenti e consigli per distinguere le mode dalle evidenze scientifiche nell'uso degli integratori. Capire questa differenza è essenziale per fare scelte informate e responsabili che promuovano la salute e il benessere. Nel prossimo punto, 12.3, approfondiremo come evitare gli errori nella valutazione degli effetti degli integratori, enfatizzando l'importanza di un monitoraggio obiettivo e di una valutazione accurata.

12.3 Evitare Errori nella Valutazione degli Effetti degli Integratori

Introduzione

Questo capitolo si focalizza su come evitare errori comuni nella valutazione degli effetti degli integratori. Questa sezione esplora l'importanza di un monitoraggio obiettivo e di una valutazione accurata per comprendere realmente l'impatto degli integratori sulla salute e sul benessere.

Comprensione dell'Effetto Placebo

1. **Riconoscere l'Effetto Placebo**: e come può influenzare la percezione dell'efficacia degli integratori.

2. **Differenziare tra Effetti Realizzati e Percepiti**: distinguere tra miglioramenti reali nella salute e quelli percepiti a seguito dell'uso di integratori.

3. **Valutazione Obiettiva dell'Efficacia degli Integratori**

4. **Monitoraggio e Registrazione**: Suggerire metodi per monitorare e registrare in modo sistematico i cambiamenti nella salute e nel benessere dopo aver iniziato un regime di integrazione.

5. **Controllo delle Variabili**: controllare altre variabili che possono influenzare la salute, come la dieta, l'esercizio fisico e lo stile di vita.

6. **Misinterpretazione dei Risultati e Conferma Bias** Esplorare come la tendenza a confermare le proprie convinzioni possa portare a una valutazione errata

dell'efficacia di un integratore.

7. **Approccio Basato sull'Evidenza:** avere approccio più oggettivo e basato sull'evidenza nella valutazione degli integratori.

8. **Consultazione con Professionisti della Salute**

9. **Ricerca di Pareri Professionali:** è importante consultare professionisti della salute per ottenere un'opinione esperta sull'efficacia degli integratori.

10. **Interpretazione dei Risultati dei Test**: Discutere come i risultati dei test clinici e i check-up possono fornire informazioni oggettive sull'impatto degli integratori.

11. **Gestione delle Aspettative:** Realismo nelle Aspettative: avere aspettative realistiche riguardo ai risultati ottenibili attraverso l'uso di integratori.

12. **Rischi di Aspettative Non Realistiche**: Discutere i rischi associati a aspettative irrealistiche, come la delusione, l'uso eccessivo o il cambio frequente di integratori senza motivo valido.

Conclusioni
Questo capitolo mette in luce l'importanza di valutare accuratamente e oggettivamente gli effetti degli integratori.

Comprendere come misurare e interpretare questi effetti è cruciale per evitare delusioni e per fare scelte più informate e benefiche.

12.4 Sviluppare un Approccio Critico e Informato nella Scelta degli Integratori

Introduzione

Questa sezione guida il lettore attraverso i passaggi per prendere decisioni ponderate sugli integratori, basate su ricerche accurate e comprensione della propria salute.

Valutazione Critica delle Informazioni sugli Integratori

1. **Analisi delle Fonti di Informazione**:
   Discussione su come valutare criticamente le fonti di informazione sugli integratori, distinguendo tra consigli basati su marketing e quelli basati su ricerche scientifiche.

2. **Riconoscimento di Affermazioni Esagerate**:
   Consigli su come identificare e diffidare di affermazioni esagerate o non realistiche riguardanti gli effetti degli integratori.

3. **Importanza della Ricerca Basata sull'Evidenza**
   Ricerca di Studi Scientifici: Sottolineare l'importanza di cercare studi scientifici per supportare l'uso di un integratore.

4. **Consultazione con Esperti:**
   Incoraggiare la consultazione con professionisti della salute qualificati per ottenere consigli basati sull'evidenza.

5. **Comprensione delle Proprie Esigenze di Salute**
   Autovalutazione delle Esigenze di Salute: Discutere l'importanza di comprendere le proprie esigenze di salute, condizioni mediche e obiettivi prima di scegliere gli integratori.

6. **Interazioni e Controindicazioni:**
   Informarsi sulle potenziali interazioni tra integratori e farmaci e sulle controindicazioni basate sulle condizioni di salute individuali.

7. **Approccio Personalizzato alla Supplementazione**
   Personalizzazione del Regime di Integrazione: Sottolineare l'importanza di un regime di integrazione personalizzato, che tenga conto delle esigenze e delle reazioni individuali.

8. **Adattamento nel Tempo:**
   Discutere la necessità di adattare il regime di integrazione in base ai cambiamenti nella salute, età e stile di vita.

9. **Evitare Trappole Comuni**

   Evitare la Mentalità del 'Pillola per ogni Problema':

   Avvertire contro l'approccio che cerca soluzioni rapide ai problemi di salute attraverso gli integratori.

10. Gestione delle Aspettative:

Enfatizzare l'importanza di avere aspettative realistiche riguardo ai benefici degli integratori.

Conclusioni

Questo capitolo sottolinea l'importanza di un approccio critico e informato nella scelta degli integratori. Sviluppare la capacità di valutare in modo critico le informazioni e comprendere le proprie esigenze di salute è fondamentale per fare scelte consapevoli sugli integratori. *

CAPITOLO 13: PIANO D'AZIONE E CONSIGLI PRATICI

13.1 Autovalutazione e Identificazione delle Esigenze Nutrizionali

Introduzione

Nel punto 13.1 del libro, esploriamo come gli individui possono autovalutare e identificare le proprie esigenze nutrizionali. Questo passaggio è fondamentale per sviluppare un regime di integrazione efficace e personalizzato.

1. **Comprensione delle Proprie Esigenze Nutrizionali**

   Valutazione del Proprio Stato di Salute: Inizia con una valutazione onesta del tuo stato di salute. Considera fattori come l'età, il peso, la storia medica, il livello di attività fisica e lo stile di vita. Ad esempio, gli anziani potrebbero necessitare di più calcio e vitamina D per la salute delle ossa, mentre gli atleti potrebbero richiedere un apporto maggiore di proteine e carboidrati.

2. **Analisi della Dieta Corrente:**

Esegui un'analisi approfondita della tua dieta attuale. Tieni un diario alimentare per alcuni giorni per valutare se stai ottenendo un equilibrio adeguato di macro e micronutrienti. Questo passaggio è cruciale per identificare eventuali carenze nutrizionali.

3. Consapevolezza dei Cambiamenti Fisiologici

Cambiamenti Relativi all'Età: Riconosci come le esigenze nutrizionali cambiano con l'età. Ad esempio, gli over 50 potrebbero aver bisogno di integrare la loro dieta con vitamina B12, che diventa più difficile da assorbire con l'avanzare dell'età.

4. Considerazioni di Salute Specifiche:

Considera eventuali condizioni di salute specifiche che potrebbero influenzare le tue esigenze nutrizionali, come diabete, ipertensione o problemi gastrointestinali, che potrebbero richiedere una dieta particolare o integratori specifici.

5. Consultazione Professionale

Consiglio di Esperti: Nonostante l'autovalutazione sia un ottimo punto di partenza, è essenziale consultare professionisti della salute. Un nutrizionista o un medico può fornire una valutazione più precisa delle tue esigenze nutrizionali e consigliare integratori specifici.

6. Test Medici

In alcuni casi, potrebbero essere necessari esami del sangue per identificare carenze specifiche, come carenza di ferro o vitamina D.

7. Sviluppare una Comprensione Olistica

Approccio Olistico alla Salute: Considera la tua salute in modo olistico. La nutrizione e l'integrazione non sono solo questioni di cibo o pillole; includono anche esercizio fisico, gestione dello stress, sonno adeguato e altre pratiche di stile di vita.

8. Modifiche Graduali e Sostenibili:

Qualsiasi cambiamento nella dieta o nel regime di integrazione dovrebbe essere graduale e sostenibile. L'obiettivo è di creare miglioramenti a lungo termine nella tua salute.

9. Conclusioni

Questa autovalutazione e identificazione delle proprie esigenze nutrizionali è il primo passo fondamentale nel creare un piano di integrazione personalizzato. Essere consapevoli delle proprie esigenze specifiche aiuta a prendere decisioni informate sugli integratori e a migliorare la salute generale.

Nel prossimo punto, 13.2, ci concentreremo su come sviluppare un regime di integrazione personalizzato basato su questa valutazione.

13.2 Sviluppare un Regime di Integrazione Personalizzato

Introduzione

Ora parleremo dello sviluppo di un regime di integrazione personalizzato, basato sull'autovalutazione e sulle esigenze nutrizionali individuate. Questo processo è fondamentale per assicurare che l'integrazione sia efficace sia in linea con le esigenze personali.

- Comprendere le Esigenze Individuali
- Analisi delle Esigenze Personal

Basandosi sull'autovalutazione del punto 13.1, identifica quali nutrienti potrebbero mancare nella tua dieta e quali integratori potrebbero essere necessari. Per esempio, se la tua dieta è carente in verdure a foglia verde, potresti considerare un integratore di magnesio.

Bilanciamento tra Dieta e Integratori:
Assicurati che il tuo regime di integrazione non sostituisca una dieta equilibrata, ma piuttosto la completi. Gli integratori dovrebbero essere usati per colmare specifiche lacune nutrizionali, non come unica fonte di nutrienti essenziali.

Selezionare gli Integratori Appropriati:
Ricerca sui Prodotti: Una volta identificate le esigenze, dedica del tempo alla ricerca degli integratori più adatti. Considera fattori come la qualità del prodotto, la reputazione del

produttore e le recensioni dei consumatori.

1. **Consultare gli Esperti**: Non esitare a chiedere consiglio a un medico o a un nutrizionista prima di acquistare un integratore. Gli esperti possono fornire raccomandazioni basate sulle tue esigenze specifiche e sulla tua storia clinica.

2. **Integrare gli Integratori nella Routine Quotidiana** Creare una Routine: Stabilisci una routine quotidiana per assumere gli integratori. Ciò può includere l'associazione di certi integratori ai pasti o a specifici momenti della giornata per massimizzare l'assorbimento e l'efficacia.

3. **Monitoraggio degli Effetti**: Tieni traccia dei cambiamenti nella tua salute e nel tuo benessere dopo aver iniziato a prendere gli integratori. Questo può aiutare a identificare ciò che funziona bene per te e ciò che potrebbe necessitare di aggiustamenti.

4. **Adattamento nel Tempo:** Valutazione Periodica delle Esigenze: Le tue esigenze nutrizionali possono cambiare nel tempo a causa di variazioni nello stile di vita, nell'età o nella salute. È importante rivedere periodicamente il tuo regime di integrazione e adattarlo di conseguenza.

Aggiustamenti Basati sui Cambiamenti della Vita: Sii pronto a fare aggiustamenti nel tuo regime di integrazione in risposta a cambiamenti della vita, come gravidanza, invecchiamento, o cambiamenti nella routine di esercizio fisico.

Conclusioni

Sviluppare un regime di integrazione personalizzato è un processo che richiede attenzione, ricerca e un approccio olistico alla salute. Adattare gli integratori alle tue esigenze specifiche può portare a miglioramenti significativi nel benessere generale. Nel prossimo punto, 13.3, affronteremo come integrare gli integratori con una dieta sana, enfatizzando l'importanza di un approccio nutrizionale equilibrato.

13.3 Integrare gli Integratori con una Dieta Sana

Introduzione

In questo punto ci concentriamo sull'integrare efficacemente gli integratori con una dieta sana. Questo aspetto è cruciale per assicurare che gli integratori funzionino in sinergia con la nutrizione quotidiana, portando a un benessere ottimale.

Equilibrio tra Integratori e Alimentazione

- **Complementarità, non Sostituzione**: gli integratori sono destinati a complementare la dieta, non a sostituirla. Anche il miglior integratore non può replicare tutti i benefici di una dieta ricca e varia, che fornisce un ampio spettro di nutrienti essenziali, fibre e fitonutrienti.

- **Identificazione delle Carenze**: Utilizzare gli integratori per colmare specifiche lacune nutrizionali identificate nella propria dieta. Ad esempio, se non si consuma abbastanza pesce ricco di Omega-3, un integratore di olio di pesce può essere utile.

Sviluppo di una Dieta Nutriente

- **Basi di una Dieta Sana:** deve essere basata su un consumo di una varietà di alimenti nutrienti, inclusi frutta e verdura fresca, proteine magre, cereali integrali e grassi sani. Questi alimenti forniscono le basi per una nutrizione ottimale.

- **Personalizzazione della Dieta**: Personalizzare la dieta in base alle proprie esigenze di salute, preferenze alimentari e obiettivi. Ad esempio, qualcuno che segue un regime di allenamento intenso potrebbe avere bisogno di più proteine e calorie.

Utilizzo Strategico degli Integratori

- **Integratori per Colmare le Carenze:** Se, nonostante una dieta equilibrata, esistono ancora carenze nutrizionali (come può essere evidenziato da esami del sangue), utilizzare gli integratori per colmare queste lacune. Ad esempio, la vitamina D può essere necessaria nei mesi invernali quando l'esposizione solare è limitata.

- **Integratori per Condizioni Specifiche**: In alcuni casi, gli integratori possono essere utilizzati per supportare condizioni di salute specifiche, come l'utilizzo di probiotici per la salute intestinale o di integratori di ferro per l'anemia.

Considerazioni per un Integrazione Responsabile

- **Monitoraggio dell'Assunzione di Nutrienti**: Mantenere un monitoraggio dell'assunzione giornaliera di nutrienti per assicurarsi di non superare i livelli raccomandati, soprattutto quando si combinano alimenti fortificati e integratori.

- **Consultazione Continua con Professionisti della Salute**: Mantenere un dialogo aperto con professionisti della salute per assicurarsi che la combinazione di dieta e integratori sia appropriata e sicura.

Conclusioni

Un approccio integrato che combina una dieta sana e l'uso di integratori può portare a un benessere e una salute ottimali. È importante considerare gli integratori come parte di un piano di salute complessivo che include nutrizione, esercizio fisico e altre pratiche di stile di vita salutare. Nel prossimo punto, 13.4, esploreremo come abbinare efficacemente l'integrazione a uno stile di vita sano, enfatizzando l'importanza di un approccio olistico alla salute e al benessere.

13.4 Abbinamento di Integrazione e Stile di Vita

Introduzione

Nel punto 13.4, ci concentriamo su come abbinare efficacemente l'integrazione a uno stile di vita sano. Questo capitolo mira a mostrare che una strategia di integrazione efficace deve essere parte integrante di un approccio olistico alla salute e al benessere.

L'Importanza di un Approccio Olistico

- **Salute Integrata**: un approccio olistico alla salute include non solo l'uso di integratori, ma anche una dieta equilibrata, esercizio fisico regolare, sonno adeguato e gestione dello stress. Gli integratori devono essere visti come un elemento che supporta questo approccio complessivo.

- **Complementarità degli Integratori:** gli integratori possano completare lo stile di vita. Ad esempio, l'integrazione con proteine può essere particolarmente utile per chi fa esercizio fisico regolare, mentre gli integratori di magnesio possono beneficiare chi affronta alti livelli di stress.

Integrazione e Dieta

- **Sinergia con l'Alimentazione**: alcuni integratori sono più efficaci quando assunti in combinazione con determinati alimenti o regimi alimentari. Ad esempio, gli integratori di ferro sono meglio assorbiti quando assunti con una fonte di vitamina C.

- **Modifiche Dietetiche per Massimizzare l'Assorbimento**: capire come piccole modifiche nella dieta possano migliorare l'assorbimento e l'efficacia degli integratori.

Integrazione e Attività Fisica

- **Integratori per il Supporto all'Attività Fisica:** specifici integratori possano migliorare la performance fisica, la resistenza e il recupero. Ad esempio, la creatina per la forza muscolare e gli EAA (aminoacidi essenziali) per il recupero muscolare.

- **Tempistica dell'Integrazione**: è di grande importanza la tempistica nell'assunzione di integratori, in relazione all'attività fisica, per ottimizzare i benefici, come ad esempio in sport come il bodybuilding, la creatina può essere assunta prima e/o durante o dopo l'allenamento, gli aminoacidi essenziali come la creatina può andare bene prima, durante o dopo l'allenamento

Integrazione e Benessere Mentale

- **Supporto al Benessere Mentale:** alcuni integratori possano supportare il benessere mentale. Ad esempio, gli Omega-3 e gli integratori di magnesio possono avere effetti benefici sullo stress e sull'umore.
- **Integratori e Sonno**: integratori come la melatonina o il magnesio possono migliorare la qualità del sonno, un aspetto cruciale del benessere generale.

Monitoraggio e Adattamento

- **Valutazione Continua**: Sottolineiamo l'importanza di valutare continuamente l'efficacia degli integratori nel contesto del proprio stile di vita e di apportare modifiche se necessario.
- **Feedback del Corpo**: prestare attenzione ai segnali del corpo e ai feedback, che possono indicare la necessità di regolare l'uso di integratori.

Conclusioni

Integrare gli integratori in uno stile di vita sano richiede una comprensione profonda di come vari aspetti della vita influenzino la salute e il benessere. Questo capitolo fornisce le basi per un approccio olistico all'integrazione, enfatizzando l'importanza di considerare tutti gli aspetti dello stile di vita. Nel prossimo punto, 13.5, ci concentreremo sull'educazione continua e sulla valutazione critica nell'ambito degli integratori, completando così il quadro per un approccio consapevole e informato all'integrazione.

13.5 Educazione Continua e Valutazione Critica

Introduzione

Questo punto enfatizza l'importanza dell'educazione continua e della valutazione critica nell'ambito dell'uso degli integratori. Questa sezione è cruciale per mantenere un approccio aggiornato e consapevole nell'ambito della salute e del benessere personale.

Importanza dell'Educazione Continua

- **Aggiornamento Costante**: La ricerca nel campo degli integratori è in continuo sviluppo. Nuovi studi possono portare alla luce benefici o rischi precedentemente sconosciuti. È fondamentale rimanere informati su tali sviluppi per prendere decisioni basate sulle più recenti informazioni.

Sviluppare un Approccio Critico

- **Risorse Educative Affidabili:** Incoraggiare i lettori a identificare e utilizzare risorse educative affidabili, come pubblicazioni scientifiche, siti web istituzionali, e consigli di professionisti della salute qualificati.

- **Valutazione Critica delle Informazioni:** Apprendere a valutare in modo critico le informazioni sugli integratori è essenziale. Questo include la capacità di distinguere tra marketing e dati basati su evidenze scientifiche.

- **Distinguere Fatti da Miti:** Molti miti circolano nell'ambito degli integratori. Sviluppare la capacità di separare i fatti dai miti è cruciale per evitare di cadere in trappole di marketing e di prendere decisioni non informate.

Interazione con Professionisti della Salute

- **Consultazione Regolare con Esperti:** Mantenere una comunicazione regolare con professionisti della salute come medici e nutrizionisti. Questi esperti possono fornire consigli personalizzati e aggiornati basati sulle ultime ricerche.

- **Integrazione di Consigli Professionali:** Integrare i consigli dei professionisti della salute con le proprie ricerche personali per sviluppare un regime di integrazione ben informato e personalizzato.

Gestione delle Aspettative

Realismo nelle Aspettative: È importante avere aspettative realistiche sugli effetti degli integratori. Mentre possono offrire molti benefici, non sono cure miracolose e lavorano meglio quando integrati con una dieta sana e uno stile di vita attivo.

Riconoscimento dei Limiti: Capire che gli integratori hanno i loro limiti e non possono sostituire completamente una nutrizione adeguata o cure mediche per condizioni di salute specifiche.

Conclusioni

L'educazione continua e la valutazione critica sono componenti essenziali per un utilizzo efficace e consapevole degli integratori. Mantenendo un approccio informato e aggiornato, i lettori possono assicurarsi di trarre il massimo beneficio dai loro regimi di integrazione, riducendo al contempo i rischi e le incomprensioni. Questo approccio consapevole è fondamentale per navigare nel complesso mondo degli integratori e per sostenere una salute e un benessere ottimali.

Se pensi che questo libro ti sia piaciuto e ti abbia aiutato ti chiedo solo di dedicare pochi secondi a lasciare una breve recensione su Amazon!

Grazie,

Sergio Chisari